# 怪誕醫學

U0037849

賈斯汀‧麥洛伊 &
席妮‧麥洛伊——著
陳芙陽——譯

一段「吃飯不要看」
的獵奇黑歷史！

# Contents

前言 010

· 第一部 ·

## 月光光心慌慌

死者復生 016

鴉片 028

電擊經驗 030

減重 032

木炭 042

黑死病 044

老普林尼 054

勃起障礙 056

人體自燃 068

醫師連線中 072

顱骨穿孔術 076

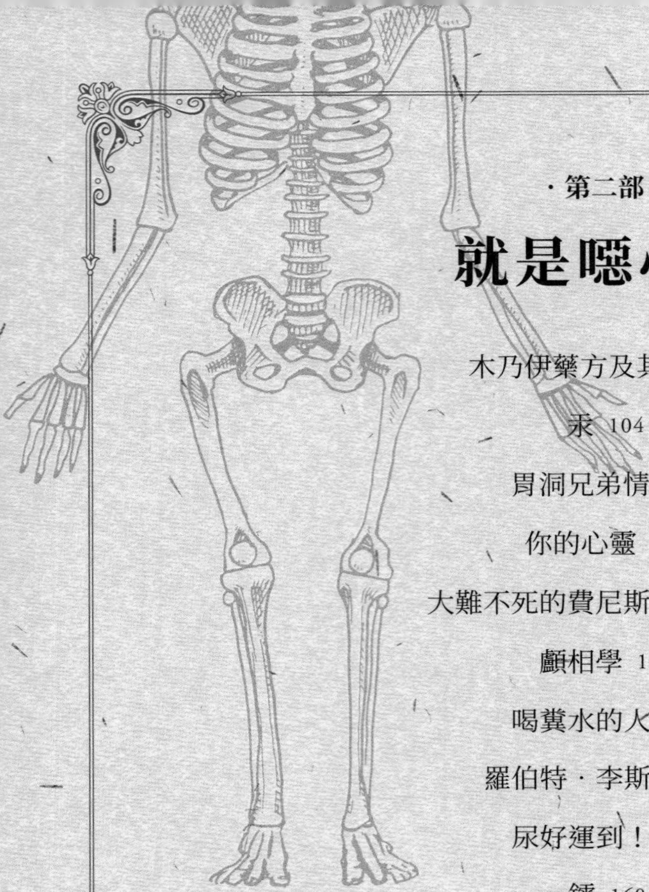

· 第二部 ·

# 就是噁心你

木乃伊藥方及其他 094

汞 104

胃洞兄弟情 106

你的心靈 116

大難不死的費尼斯‧蓋吉 120

顱相學 130

喝糞水的人 134

羅伯特‧李斯頓 146

尿好運到！ 150

鐳 160

體液學說 162

醫師連線中 170

有屎快拉 174

· 第三部 ·

# 離奇古怪

跳舞狂疫 186

柯提斯‧浩威‧史普林厄 198

有菸快抽 201

暈船鐵達尼 204

砷 214

帕拉塞爾蘇斯 217

蜂蜜 220

自體實驗 222

順勢療法 234

醫師連線中 238

· 第四部 ·

# 肅然起敬

試毒小組 246

放血 256

致命巧克力 260

約翰·哈維·家樂 270

鸚鵡熱 274

排毒 282

醋 286

小兒麻痺疫苗 288

醫師連線中 296

致謝 303

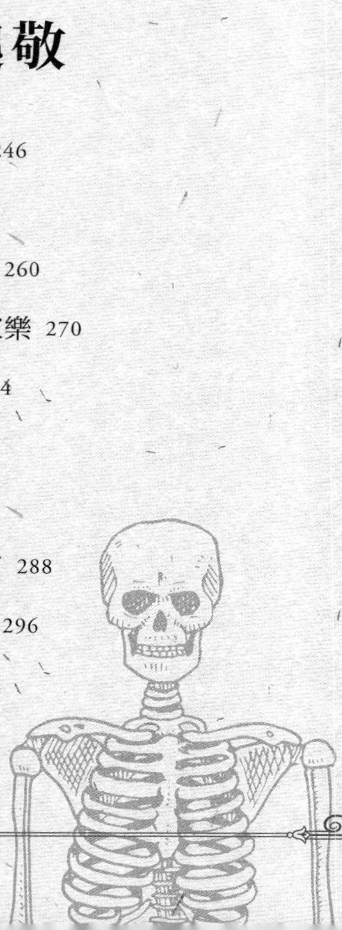

這是一本關於醫學史的書，內容不能作為醫師建議或意見，僅限好玩而已。可不可以就這麼一次享受一下，別再試著診斷身上奇怪的膿腫？你應當往後靠著坐，放輕鬆，就讓這本書轉移你的注意力，別去想那⋯⋯詭異的增長。你值得的！

獻給查莉和庫珀，
謝謝她們有時候會睡覺，
讓我們可以寫這本書。

# ❧ 前言 ❧

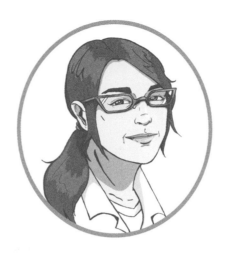

## 我們著手寫作《怪誕醫學》，這樣就不會看太多電視。

做完「失去辛」（Losing the Sheen，這是《男人兩個半》的劇評，主持人是直到查理辛離開劇集後才開始收看的兩人）及「衛星天線」（Satellite Dish，這比較一般，但是我們大放厥詞的可口電視評論）兩個podcast節目後，我們就跟不上所有必要的電視時間了。

席妮早在成為醫師之前，就一直很喜歡怪誕的醫學歷史，而賈斯汀則喜歡跟席妮聊天，於是，細說數千年來人類嘗試自我醫治的絕對鬆散歷史，這樣的節目便應運而生。經過四十五分鐘在黑羊墨西哥小酒館的腦力激盪後，《怪誕醫學》就這樣誕生了。

我們已經脫胎換骨。

「怪誕醫學」從二○一三年開始播出後，帶給我們一群替代家人的醫學史書呆子，他們跟我們一樣對科學教育懷抱熱情。體驗過我們女兒查莉驚心動魄的出生後（她現在很好！），「怪誕醫學」成了我們想要分享故事的所在。我們收到許多來自新世代醫師和科學家的美麗卡片和信件，分享我們在某種

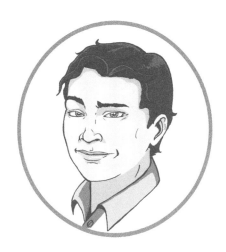

小小程度上啟發了他們。這對我們來說，遠遠不只是podcast而已。

我們確實想表達這個意思。我們一直認為「怪誕醫學」有潛力以書籍的形式傳遞給新的群眾，只是不知道怎麼讓它成真。既然我們把製作podcast當成家庭事業，所以當席妮的妹妹，同時也是極富天分的插畫家泰勒‧史默爾給了我們大部分的答案時，似乎也就不足為奇了。

如果你是聽眾，接下來的故事可能似曾相識。我們從喜愛的集數著手，深入探討，再擴展成為搭配美麗插圖的故事。醫學史中不乏荒謬的人物、誤以為是的診斷、讓人胃部翻騰的治療，還有時而出現的不可思議的奇蹟。加入我們，跟著我們按時代走上醫學的曲折路途，看著它從全然無知到……呃，稍稍較為勝任的模樣。

假如你是二〇一三年開始就勇敢接受我們這些恐怖故事的聽眾，真的很感謝，若是沒有你，這本書就不會存在；如果你是新來的人，那就把你即將承受的故事，全都怪到別人頭上吧。

——賈斯汀和席妮‧麥洛伊

· 第一部 ·

# 月光光
# 心慌慌

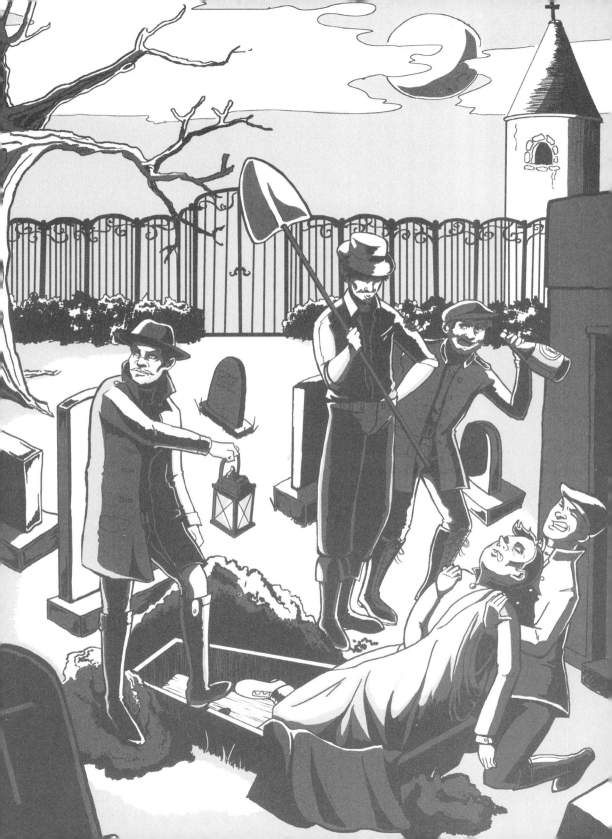

**有些人終其一生都在努力探究存在的黑暗角落，**
**就讓我們從這裡開始享受吧！**

趁事態還沒太慘前，我們快快擾動掙脫吧

我們為了科學偷屍體，趁著它們還沒有太僵硬

狂缺死者過後，你會被電擊重返人間

我們入手罌粟，得以減少恐懼

藥草塞進鼻子，鼠疫往往有惡臭

隨後見見普林尼，來杯草藥尿液茶

如果更高深的認知，是你想要的

別在頭上鑽孔，我們包準你大開眼界

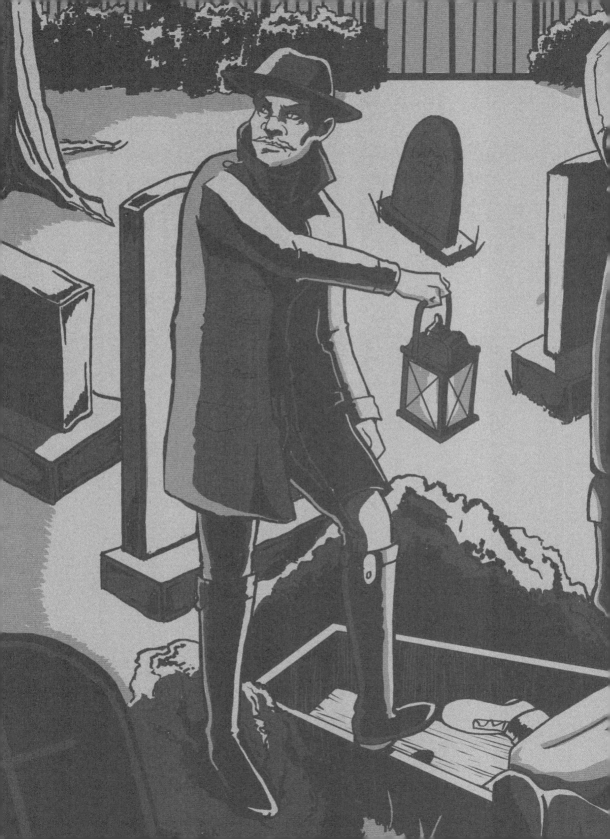

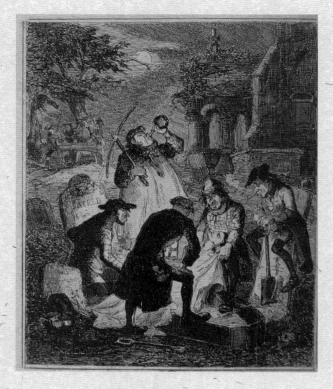

# 死者復生

美國歷史上第一場暴動出現在曼哈頓，
而暴動的源頭是屍體。

套句寫作的說法，我們這是在「撩動人心」。我們保證一定會做到，但你首先需要了解的是，醫師迫切想要切割屍體，非常值得尊敬，並不帶任何讓人發毛的理由──更不必提，歷史上人們對這完全合理的欲望是怎麼想的。

解剖屍體不見得一定會引發爭議，事實上，早在西元前兩千六百年，古埃及人便已基本執行了驗屍，儘管當時的做法比較偏向儀式性的埋葬器官，不具任何教育性或法醫學意義。埃及的屍體防腐師是最早的解剖學家，他們小心翼翼移除身體器官防腐，同時因為宗教理由，保留心臟、眼睛和舌頭在原處。摘取器官所帶來的考驗，尤其是在處理極為滑不丟溜的部位，促進了外科工具的發展。當時的醫師受益於這些工具，並從屍體防腐師身上學到大量的解剖學知識，〈埃伯斯紙草卷〉、〈艾德溫—史密斯紙草卷〉以及〈卡宏婦科紙草卷〉等醫學文稿便是這些知識的具體表現。

「各位，容我介紹內人給大家認識，我猜想她可能是世界上唯一對這特別的醫學紙草卷如此狂熱的人。『卡宏婦科紙草卷』是非常傑出的名字，值得加以強調。這只是揶揄一下，我收回。」

不過，也用不著太敬佩，請注意這些醫師的驗孕方式是在病人陰道徹夜放置洋蔥，並認為精液是藉由血管輸送。所以，你懂的，未必事事都天衣無縫、無從挑剔。不過，這依舊是一個了不起的開端。


## 古典切割

到了古希臘，解剖屍體不具儀式意味，而是為了純粹的科學理由。西元前三百年的埃拉西斯特拉圖斯和希羅菲盧斯，在今日被視為現代解剖學之父。他們和其他一些醫師、學生定期解剖屍體，並且根據研究結果，出版手稿和圖繪。（這早於印刷機發明之前，就讓我們稍稍關心一下花了許多難熬的下午來

抄寫作品的可憐抄寫員吧。）

　　嚴格說來，這種行為在當時並不合法，但顯然受到寬容，這使得希臘人更加了解解剖學，同時理解到屍體解剖對於醫學教育的重要性。

　　相對之下，古羅馬卻徹底反對解剖屍體。在西元第一百年最卓越醫學家蓋倫的時代，解剖已被判定為違法，屬於犯罪行為。這意謂蓋倫及其他學者的知識，必須根據對靈長類的解剖，加上……其希臘前輩的成果。（如果最後一點讓你覺得很虛偽，我們必須假定這是你首次看到的人類歷史敘述，你選擇本書作為入門，真讓我們倍感榮幸。）仰賴二手資料導致當時醫學家出現不可避免的失誤及紛爭，甚至延續了一千年之久。

孩子，且讓我們記取教訓：務必自己解剖屍體。你可能以為小心觀察夥伴就可以省點錢，但相信我，你必須拿起自己的手術刀，從肌腱中看到你自己的──知道嗎？其實，我也曾吐翻了自己。補充報導結束。

## 用完後，可以給我嗎？

　　歐洲醫師和學者經過近一千年擺弄猿類屍體和爭論舊時書卷之後，情況大約在十三世紀時，開始有了改善。歷史告訴我們，當時的解剖不只由醫師執行，其實還受到天主教會的寬宥。這似乎像是十分詭異的進步，但請記住這條教義：身體只是作為靈魂的容器而存在。一旦靈魂撤離居所，科學家為何不能敲開這些棄置的屋子呢？

## 取樂收錢的驗屍

　　接下來，親愛的讀者，我們相信你們一定會很興奮地了解到，在有如中世紀版本的沒完沒了「跳梁小丑」演唱會中，解剖屍體會是怎樣的狀況。我們非常開心地報導，「粗暴年代」不會令人失望，因為屍檢在此時成了一種吸引觀眾的娛樂活動。也就是說，驗屍是在大庭廣眾下執行的，並且銷售門票。哦，中世紀，我們一如往常地感謝您。

　　中世紀過後，屍體解剖仍繼續進行，只是變得比較私人……有時甚至是秘密行事。例如說，十五世紀的達文西曾偷偷解剖過屍體，這是為了其受歡迎的素描《維特魯威人》（正好就在你認為這玩意兒真是令人發毛的時候）。

　　天主教會甚至偶爾也會參與這項行動。在一三〇八年，四名修女主動請纓為剛去世的（且極為神聖的）蒙特法爾科的克萊爾修女進行驗屍，以找尋聖潔跡象。根據這份不容置疑的業餘驗屍報告，在修女的心臟找到一個十字架，同時在膽囊發現了被視為代表三位一體的三顆膽結石。

　　幾世紀後，天主教會仍舊執行屍檢——教會當局在一五三三年下令解剖一對連體嬰屍體，以確認她們是否共用一個靈魂。（為免你好奇，裁定結果是否定的，因為每個女孩都有自己的心臟，而在當時，心臟被視為是靈魂的所在。）

老天，還有比教會嘗試做科學更萌的事嗎？我可想不出來。各位聽著，這不太算是科學，但可別放棄，下次就會是了！

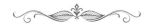

## 席妮的醫學趣談

儘管天主教會一般是支持驗屍行為的，但教宗波尼法爵八世的一紙法令卻稍稍擾亂了現狀。事件背景是，從第九到十三世紀，很常見到肢解屍體，有時再水煮到只餘下骨頭，再來進行搬運和埋葬。這種做法的出現可能是為了方便運回戰死異鄉的軍人遺體，而且也相當衛生。然而，到了第十三世紀，貴族之間儼然出現了一種時尚，就是切割個人遺體後，遍地埋葬。英國理查一世在一一九九年可能舉行了最為複雜的葬禮——他的心臟、腦、血液、內臟和其他部分，全都葬在不同地點。

教宗波尼法爵八世對這樣的做法很反感，於是在一二九九年頒布教皇詔書，威脅要把協助這項做法的人士逐出教會，並聲明拒絕給予要求肢解的人一個（或七個）教會葬禮。

這份詔書對於當時科學上的驗屍，或許導致了重大影響，但它的本意卻不是針對科學解剖。即便如此，這依舊是一個詭異到不能不分享的故事。

## 屍體證據

到了啟蒙時代，解剖熱潮席捲歐陸，手術室成了學生得以觀察醫療程序的一種普遍方法，而它同時也開放給付費的大眾。（且讓我們為歷經艱辛的中世紀，致上補加的遺憾。）這有一點變態，但它也間接導致《歡樂單身派對》中的克萊默，掉了一顆薄荷巧克力豆到手術對象的體內，那麼……扯平了？

英國在解剖研究上落後歐洲其他地區，直到十六世紀都禁止這項行為。等屍檢合法後，每年也只批准十個案例，而且只有皇家醫師學會及理髮師外

科公會的某些會員可以參加。對
於想要研究醫學的人來說,這無
疑是極大的限制,也因此引發醫
師、學生和自然哲學家(也就是
科學家)眾多反對聲浪。

## 屍體人人愛

謀殺法案無疑稍有助益,
但就像無法阻擋的喪屍群一樣,
醫師還是渴望能有更多屍體,有
些甚至迫切到變得有點……創造
性,像是抓起鐵鍬前往墓地,
或是和從事相關業務的中間人交
易。盜屍的高峰季節在十一月到
三月,因為此時天氣嚴寒,易於

**賈斯汀 VS. 席妮**

**席妮**

醫學團體的抗議啟發了國會通過
一七五二年的謀殺法案,它准許醫師解
剖殺人犯處刑後的屍體。事實上,這是
對於「可藉由解剖懲罰」等特定犯罪行
為的一種追加刑罰。

**賈斯汀**

而這就結束了大部分我們有幸能夠撰寫
的「死亡金屬」音樂段落。

保存屍體。屍體運輸一度極為忙碌,醫學院就打造了秘密入口,以便分立隔離
接收屍體。

久而久之,人們察覺到這樣的行為,便開始採取預防措施。家族會雇用
守墓人看守墓地,或是在墓地周遭打造稱為「死亡保險櫃」(mortsafe)的籠
子,有時家族會停靈家中,直到屍體腐爛到不值得竊取為止。

窮人的風險較大,不過每個人都是被覬覦的獵物。對,真的是每一個
人。在俄亥俄醫學院,美國參議員約翰・史考特・哈里森(美國總統威廉・亨

利‧哈里森的兒子）遭竊的遺體被來訪的顯要人士……他的兒子和侄子發現。

## 屍體DIY

事實上，屍體行業是如此有利可圖，所以毫不意外的是，機會主義者終究得知，便開始自行製造屍體。最為知名的罪犯是愛丁堡的威廉‧柏克和威廉‧海爾，在被逮捕之前，他們殺害了十六人，再把屍體賣給羅柏特‧諾克斯醫師。這個犯罪事件被改編拍成電影，由賽門‧佩格和安迪‧瑟克斯主演。哦，他們還獲判絞刑，其中柏克不只被絞死，還被解剖展示，以威懾罪行。他的皮膚更被做成皮包，目前在愛丁堡警方博物館展示。但是，嘿，可是拍成了電影呢！

「衣風」衣物芳香劑，如果你正認真想要做好市場銷售，我剛好有一個絕妙的點子。我知道，我知道，這似乎有點極端，但是我們會保存它的十足美味。我甚至特別選出了一個標語！「衣風：保存記憶、壕溝和臭味。」……好，我來開個工作坊。

英國為了阻止這種恐怖的犯罪浪潮，在一八三二年通過了解剖法案，准許所有處決和死去的罪犯（即使不是殺人犯）都用來作為解剖試樣。而美國在十八世紀後期早已通過相似法令，允許把解剖屍體當成謀殺的刑罰。

儘管如此，盜屍行為在美國仍舊猖獗，因為成長中的國家迫切需要醫師，而醫師又需要解剖人體來完成訓練。醫師和警戒的病患及其家屬間的關係日漸緊張，直到一七八八年發生了襲擊醫師的暴動。

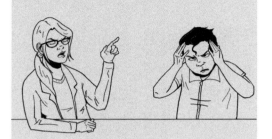

**賈斯汀 VS. 席妮**

**賈斯汀**

現在在任何街角，無需等待期和背景檢查，就可以買到屍體。當購買極其時髦的行李箱時，它們經常被用來作為贈品。天哪，我們這裡就快要被這些東西給淹沒了，去年夏天我們還捐了一堆給鬼屋⋯⋯的確是少了這些屍體。

**席妮**

嗯，不對，還是有一個⋯⋯

**賈斯汀**

小席，妳猜怎麼著，我要把這些屍體買回來。我們會騰出空間！活著真是美好！還有死人！

## 暴動預言

　　在十八世紀末，紐約市唯一的醫學院是在哥倫比亞大學，它位於貧民墓地附近，紐約最為窮困的人就埋葬於此，有時甚至好幾個人共用一個墓穴；此外，還有一個奴隸專用的墓地。在一七八七到八八年之間的冬天，報紙報導盜屍案件急遽升高，此時，尤其是在窮人和獲得自由的奴隸之間，呼籲嚴格施行盜屍法的聲浪高漲。就在這個充滿爭議的環境下，一個名叫小約翰・希克斯的醫學生在紐約醫院實驗室進行屍體解剖，此時，他發現在外面玩耍的小孩試圖窺看實驗室，他便拿起屍體的手臂朝孩子揮舞來嚇唬他們。到後來，這個玩笑愈來愈過火，因為他說他拿的是小孩媽媽的手，如果不快滾開，他就會拿它來打他們。

　　孩子顯然被嚇到了，但如果不是還有一些不幸巧合，這個軼事早就消失在時間洪流之中。這件事讓其中一個孩子尤其心煩意亂，事實上他的媽媽最近

才剛去世，男孩便和爸爸前往三一墓園，卻偏巧發現媽媽的墓地被盜了。（或許值得一提的是，希克斯是理查德・貝利醫師的學生，而貝利來自英國，在其鼎盛時期曾盜走一、兩具屍體，並且他經常要他的學生，像是小約翰，做同樣的事。所以，認定他進行非法活動，並不算盲目假設。）

男孩的爸爸盛怒之下，在左鄰右舍奔走，這件被認定的暴行引發了一群暴民，他們前往醫院示威並和醫師對峙。儘管意圖高尚，但暴民卻很快就失控了。大約一百人衝進醫院，搗毀解剖實驗室，此外他們也襲擊約翰・坦波醫師的住家，除了他的名字聽起來像外科醫師外，沒有其他明顯的理由。當群眾人數和風潮大增時，他們毆打所有找尋得到的醫學生，許多醫師和學生為了自保只好入獄，還有一名住院醫師躲藏在煙囪裡。

隔天，暴民人數已達五千人，他們同時衝入哥倫比亞大學，並前往監獄，要求接管牢中的學生。此時，州長派遣民兵，但暴民仍未被平息（依舊是暴民），最後一名大亨想投擲石頭阻擋暴亂，卻被一名暴民襲擊。此時，引燃槍火，等塵埃落定，死者多達二十人，傷者人數則更多。

幸運的是，現場就有許多醫師。


## 餘波蕩漾

這個事件在多達十七個其他主要城市，引發了一連串針對盜屍行為的暴動。最後，這些暴亂得到了想要的效果，迫使一些盜屍者受審（並且面對更為嚴厲的刑責）。令人欣慰的是，這次鎮壓事件帶來「骨頭法案」的通過，這個法案擴展了學生可以合法取得屍體的管道。

## 現今依舊？

呃，如果說的是為了解剖而盜屍，那麼幸好現在已經沒有這個必要，這還要歸功於慷慨捐贈遺體作為研究使用的人士。作為一年級的醫學生，沒有比在大體解剖室的第一天更令人謙卑的經驗了。這些仁慈人士所給予的巨大贈禮，是我以及每一個執業醫師醫學教育的基石。

然而，因為骸骨骨架的關係，盜屍者依舊健在（請原諒我使用這個雙關語）。供解剖使用的捐贈大體，其骨架經常在過程中毀壞，於是便發展出一個交易完好無缺骨架的興隆黑市。印度儘管在二〇〇七年已立法禁止出口骸骨，但長久以來這裡一直是世界上Ａ級骨架的主要輸出國。

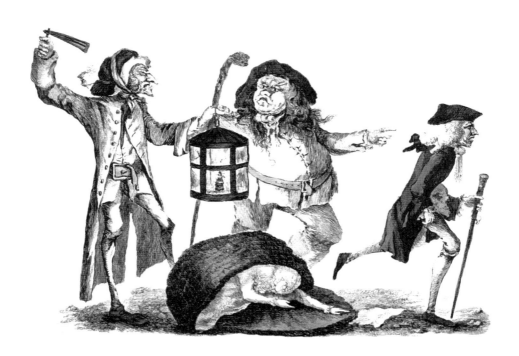

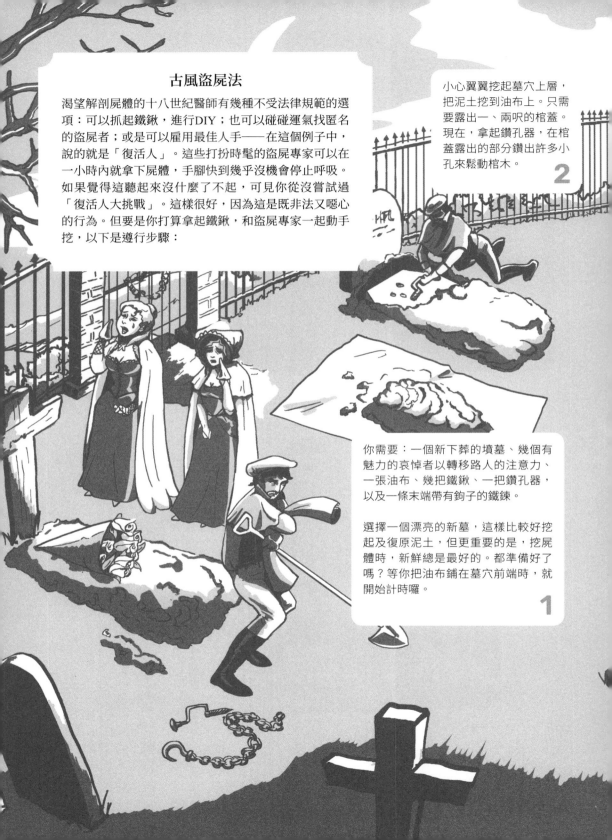

## 古風盜屍法

渴望解剖屍體的十八世紀醫師有幾種不受法律規範的選項：可以抓起鐵鍬，進行DIY；也可以碰碰運氣找匿名的盜屍者；或是可以雇用最佳人手——在這個例子中，說的就是「復活人」。這些打扮時髦的盜屍專家可以在一小時內就拿下屍體，手腳快到幾乎沒機會停止呼吸。如果覺得這聽起來沒什麼了不起，可見你從沒嘗試過「復活人大挑戰」。這樣很好，因為這是既非法又噁心的行為。但要是你打算拿起鐵鍬，和盜屍專家一起動手挖，以下是遵行步驟：

小心翼翼挖起墓穴上層，把泥土挖到油布上。只需要露出一、兩呎的棺蓋。現在，拿起鑽孔器，在棺蓋露出的部分鑽出許多小孔來鬆動棺木。

**2**

你需要：一個新下葬的墳墓、幾個有魅力的哀悼者以轉移路人的注意力、一張油布、幾把鐵鍬、一把鑽孔器，以及一條末端帶有鉤子的鐵鍊。

選擇一個漂亮的新墓，這樣比較好挖起及復原泥土，但更重要的是，挖屍體時，新鮮總是最好的。都準備好了嗎？等你把油布鋪在墓穴前端時，就開始計時囉。

**1**

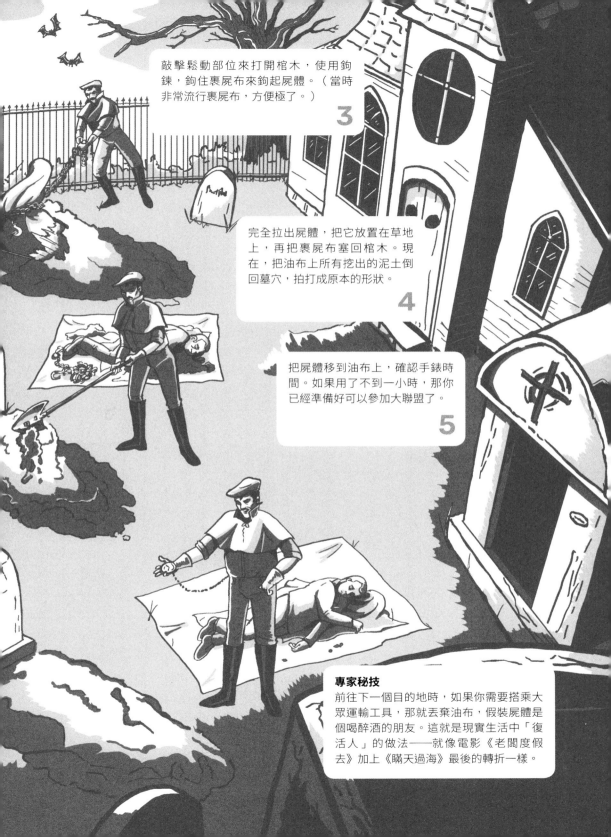

敲擊鬆動部位來打開棺木,使用鉤鍊,鉤住裹屍布來鉤起屍體。(當時非常流行裹屍布,方便極了。)

3

完全拉出屍體,把它放置在草地上,再把裹屍布塞回棺木。現在,把油布上所有挖出的泥土倒回墓穴,拍打成原本的形狀。

4

把屍體移到油布上,確認手錶時間。如果用了不到一小時,那你已經準備好可以參加大聯盟了。

5

**專家秘技**
前往下一個目的地時,如果你需要搭乘大眾運輸工具,那就丟棄油布,假裝屍體是個喝醉酒的朋友。這就是現實生活中「復活人」的做法──就像電影《老闆度假去》加上《瞞天過海》最後的轉折一樣。

· 神奇萬靈丹 ·

# 鴉片

鴉片是從罌粟提取而來的（現在《綠野仙蹤》中的罌粟花田是不是更容易理解了呢？）——尤其是鴉片罌粟（Papaver somniferum）這個品種。

在遙遠的西元前三千四百年，古老的蘇美人就會吸食罌粟，他們稱之為「呼吉」（Hul Gil），即「歡樂植物」的意思。他們甚至沒佯裝成醫療用途，而是純屬娛樂。

隨後兩千年間，鴉片傳播給亞述人，然後來到巴比倫人和埃及人之間。只是，他們的鴉片用途仍然只是為了快樂。到了西元前四百六十年，希波克拉底（就是提出「首先，不傷害病人」的那傢伙）提出用於鎮痛、「婦人疾病」、止血及其他一堆用途。歷年來，這種狡猾的原料改變了許多形式，像是鴉片酊，它是一種鴉片和酒精的混合物，在十六世紀時出現。但是，到了一八○三年，日耳曼科學家分離出鴉片的有效成分，把它稱為「首要催眠」（Principum somniferum），也就是現在眾所周知的嗎啡。

到了一八七四年，嗎啡被用來製造出海洛因，如果你很好奇這是怎麼做出來的，那麼我們相信你應該已經好一陣子沒看新聞了。

# 醫療用途

### 長牙齒
法尼醫師長牙糖漿美味好喝，完全符合兒童安全（眨眼），由酒精、嗎啡和氯仿調配而成。有用嗎？嗯，小孩子可沒有抱怨！

### 寶寶脹氣
寶寶肚鳴？嗯，這時候就需要完全不同的鴉片產品，尤其是達比驅風劑了。這是十八世紀後期的萬靈油，可治療嬰兒脹氣、絞痛、腹瀉等腸胃失調。

### 「女性困擾」
嗎啡和鴉片酊過去經常用來治療「歇斯底里」（「老婆一直不聽話」的舊時暗語），同時也適用在婦科和經痛等真正問題上。十九世紀時，這些產品在美國逐漸受到歡迎，這主要是因為女性領導的禁酒運動雖然對酒精的危險性提出警示，卻對鴉片沒有意見。到了十九世紀末，美國的嗎啡成癮者中，有三分之二是女性。

### 美容需求
在十九世紀，女性對嬌弱病態的追求蔚為風尚。除非想得肺癆，不然還有什麼比不良的鴉片成癮，更能造就這樣的外表呢？

### 嚴重脫水
古菲甘露（鴉片、香料及糖漿）被家長及護士用來廣泛治療各種症狀，而嚴重脫水可能是其中最令人苦惱的問題。

### 失眠
「古菲甘露和艾金森皇家嬰兒保護劑」等專利藥物按加侖販賣給家長和保姆，儘管技術上它標榜著醫療用途，卻被許多家長用來讓孩子溫馴入睡，還美其名說是「安靜」。可預料的悲慘結果是，嬰兒經常死於藥劑過量或食欲不振。好吧，這麼說來，嚴重脫水是第二令人苦惱的問題。

### 感冒咳嗽
約翰‧克利斯‧布朗醫師的感冒咳嗽藥「哥羅丁」有一種秘密成分：大麻酊。他甚至在這原本計畫用來治療霍亂的藥劑中，加入一些氯仿。最後哥羅丁捨棄了大麻成分，但怪異的是，這卻不足以扼止隨後而來的成癮問題。

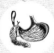
### 腹瀉
趣聞！鴉片劑會讓人便秘，所以這種經常以鴉片為主的專利藥，其聲稱效果可能為真！
（注意：有許多治療腹瀉的更好方式，可別傻了。）

1. First, do no harm，即醫師誓言第一條。

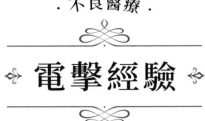

# 電擊經驗

在十八世紀後期的某一天,一名叫做路易吉‧伽伐尼的義大利物理學家、生物學家及哲學家,突然有了決意要做科學的怪異情緒。進入這種情緒時,做什麼都可以。而就跟你會做的一樣,伽伐尼摩擦青蛙皮膚好一陣子,想要產生靜電。接著,當他拿起手術刀解剖青蛙時,他電擊了死去青蛙的腳,青蛙腳一踢,伽伐尼立刻了解到,他解開了死者復生的秘密。

## 開創者

好喔,伽伐尼其實沒那麼想。事實上,就一個十八世紀末的科學家來說,伽伐尼相當有見識,他是擁有醫學學位的解剖學教師和研究者,十分著迷最近發現的生命和電流之間的關連。他因此進行青蛙實驗,最後發現電流刺激會造成肌肉收縮,而我們現在稱之為電療。伽伐尼認為,這是由他命名為「動物電流」所造成的。在伽伐尼之前的科學家相信,肌肉是經由液體和空氣動作來運作的。

## 治療方法

幾十年後,伽伐尼的外甥喬凡尼‧阿爾蒂尼決定以一個酷炫的新想法,展開家族事業:他要讓死屍復活。他使用頭顱和屍體進行許多公開示範,最知名的是一八〇三年施行在殺人犯喬治‧弗斯特身上的例子。阿爾蒂尼買下弗斯特絞刑

過後不久的屍體，經由謹慎的電流刺激，他讓弗斯特的臉部肌肉收縮，甚至讓手舉高離開檯面二十公分。根據記述，這個展示極為恐怖駭人，一名叫做派斯先生的外科醫師目睹了過程，回家後不久就嚇死了。

## 如何運作？

或許，回答這個問題的最好方法就是揭示我——喬治・弗斯特，所寫的一整個章節。我現在已經兩百四十歲——不，不，我們還是賈斯汀和席妮。弗斯特和其他接受電療復活的屍體，仍舊比迪斯可死得還透。到了一九四〇年左右，我們已經了解到可以使用電擊去顫器解決心律不整，但和普遍信念相反的是，電擊去顫器無法恢復完全停止的心臟。

### 趣聞

大約在阿爾蒂尼實驗展示的十三年後，一名叫做瑪麗・雪萊的作家和她的詩人朋友拜倫及波希・雪萊，針對電療會不會是死者復活的關鍵，以及它對道德有何影響，討論了一整晚。正如你可能已猜到的，這啟發她寫下經典小說《科學怪人》。據說，雪萊筆下的法蘭克斯坦醫師在書中其實並不怎麼使用電流，在一九三一年的電影中，布里斯・卡洛夫復活時火花四濺的難忘畫面，是來自場景設計師肯尼斯・史崔費登的點子，而他原本是以嘉年華會的電工起家的。

# 減重

多年來，人們為了逃避運動，又捨不得放下乳酪泡芙，
居然做了這麼多事，真是太不可思議了。

人類的歷史，或至少其中的幾百年，是一個設法在不用保持良好飲食習慣及運動之下，努力找出減重之道的勵志故事。「必定有一個適用所有人的簡單方法！」我們就這麼自我催眠好幾世代，儘管還沒找到，但我們從來不會也永遠不會放棄。

在人類早期歷史中，保持合宜身材相當容易。由於必須自行獵取和採集所有食物，致力減肥可說是前所未聞的觀念。然而，隨著時間演變，人們經常接觸大量食物，平衡卡路里攝取和消耗便應運而生。以下是人類所採用過的一些最為知名、駭人、悲慘、不智、詭異以及，你懂的，用不著太累的瘦身方法。

## 抽乾沼澤

體重增加的各種理論就跟節食方法本身一樣奇怪，湯瑪斯・修特醫師在其一七二七年的著作《肥胖的原因及影響》中，就提出一點：胖子經常住在沼澤附近。這真是邏輯思考的古怪大跳躍，對吧？說得是，而且也冒犯到沼澤守護者「沼澤異形」。我們都認同，就以葉綠素為主食的傢伙來說，沼澤異形可是相當壯碩的。

樂觀說來，修特的假設或許可以帶來史上最簡單的減重計畫：別住在沼澤附近。

## 挨餓風尚

十九世紀的人們在減重大作戰中，雖然比較沒有創造力，想法倒很直接。普遍的看法是，想減肥的話，只要什麼都不吃。拜倫爵士成為當時減重的標誌性人物，因為他經常量體重，非常努力維持苗條身材。有時，這表示他只吃馬鈴薯和醋，或蘇打水和餅乾。他還會穿戴厚重服飾，促使額外發汗，並且經常食用瀉藥。試想他在雕琢文字時，還得經常跑廁所，這不免讓人對他的優美作品另眼相看。

不分男女，這種風尚開始流行，他們不讓自己吃太多營養物，盡可能攝取最少食物，以維持當時蔚為潮流的柔弱外表。

## 低醣飲食現身

食用高蛋白質並且控制碳水化合物攝取，這種近似艾金斯式飲食法的觀念，事實上最早可溯及一八六三年的〈針對肥胖：給大眾的一封信〉，這是由前殯葬業人士威廉‧班廷所撰寫的。當時，節食已極為流行，但許多人嘗試減重時，只單純仰賴減少食物的攝取量。班廷雖然肥胖，卻不想餓到自己，便擬定了個人方案。他建議主要食用肉類，偶爾搭配一杯雪莉酒，但完全禁止馬鈴薯、麵包、牛奶、糖、香檳和啤酒。這對他很有效，他設法以這樣的飲食規劃減掉了近二十三公斤，並且創造出一群顯著的追隨者。事實上，現在仍可在網路上搜尋到他的小手冊，而他的姓氏原文banting，也將近一百年被用來代表「減重飲食」。

## 嚼嚼瘦身法

美國藝術代理霍瑞斯‧弗萊徹因為體重問題，在投保壽險被拒後，他突然有了一個最為奇怪的減重飲食想法，也就是後來聞名的弗萊徹主義。最大的奧秘是？就是咀嚼！不，不，要嚼很多……好，從現在開始一直嚼……

在累壞下巴以前，你應該要先知道弗萊徹建議吃東西時，要嚼滿一百下再吞嚥。就連液體也一樣，如果你能弄懂怎樣咀嚼液體的話。

弗萊徹的看法是，如此一來，因為費時所以吃得少，而且在過程中會因

為下巴運動燃燒熱量。弗萊徹獲得「偉大的咀嚼者」稱號，並且拉攏許多當代的名人，如厄普頓・辛克萊[2]、亨利・詹姆斯[3]和約翰・洛克菲勒。

後來愈來愈怪異，弗萊徹聲稱他的做法不只對減重有利。尤其，他堅持弗萊徹主義的追隨者一個月只需要排便兩次，而且這兩次排便的氣味會像是熱餅乾一樣。

弗萊徹減重法最讓人驚訝的要素或許是，這可能不全然是捏造的。一份研究報告（以需要更進一步研究的小量樣本）指出，他的確可能有重大發現。嗯，但顯然不是餅乾那部分。

## 好的，卡路里現身

露露・杭特・彼得斯博士在她的著作《節食與健康：關鍵就在卡路里》，提出計算卡路里的觀念。她的書主要訴求對象是女性，書中圍繞的觀念指出，節制飲食不只帶來當時很受歡迎的纖瘦身材，同時也能帶來更有自制力、健康和幸福的生活。在節食史上這令人震撼的徹底改變中，她以真正的研究（結合個人逸事）為依據，提出卡路里建議及準則。

她努力啟發女性，堅持這甚至是一種愛國職責。她的著作在一戰期間出版，當時正實施配給制度。她的論點是，女性剝奪自身的每一口飲食，就是飢餓孩子的另一口食物。為了緩解以不吃餅乾來對付德國佬的痛苦，她建議女性開始「反德皇，注意妳的體重」。

---

2. Upton Sinclair（一八七八～一九六九），美國左翼作家，著作接近百本，曾獲普立茲小說獎。
3. Henry James（一八四三～一九一六），美國作家，著有《一位女士的畫像》等作品，多次獲得提名諾貝爾文學獎。

## 吞雲吐霧的神奇節食

對於做不到彼得斯方案的女性，這裡倒是提供了容易得多的一個秘密節食方法……香菸。好彩香菸在一九二八年針對難以達成當時所認定的「理想身形」的女性，展開廣告宣傳。

該公司參考抽菸有助減重等多數人秉持的信念，開始宣傳這樣的口號：「拿好彩，不拿甜食」。這個宣傳倒是令人心碎地非常有效，直到糖果業者威脅訴諸法律才受挫。

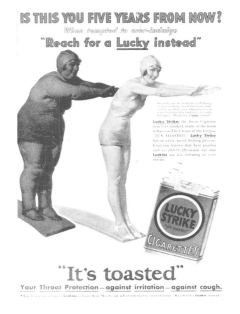

©American Tobacco Company (CC BY-SA 4.0)

追加趣聞，這個朗朗上口的宣傳詞幾乎可確定是受到一八七〇年代一個廣告啟發的，即莉迪亞・平克罕的蔬菜複合品宣傳口號「吃蔬菜，不吃甜食」。這是一種治療經痛，以藥草和酒精為主要成分的滋補品，至今市面上仍販售調整過的類似產品，只是酒精變少（禁酒時期[4]的滋補品可是令人振奮的酒精四十度），也完全不含粉條兒菜這種藥草。

## 找個寄生好友

觀察到條蟲非常擅長竊取宿主的養分，有些人就提出理論認為牠或許也擅長帶走多餘的體重。條蟲進入人體後，的確會附著在腸壁上，而且就一直寄居在這裡，吃掉你所吃進的任何東西，而且可能就這樣陪伴你一生。

真是好買賣，對吧？沒那麼急！首先，哎喲，噁心。其次，也更重要的是，儘管牠們會導致食欲不振及腹瀉，造成體重下降，但牠們還是相當小，無法勝任吸收人類平常的每日卡路里攝取量。所以，可別期望有什麼了不起的成果。

　　而且，含條蟲的藥丸廣告當然是以減重為訴求，但並不清楚這些膠囊是否真的包含寄生蟲。這聽起來很令人震驚，但想想上星期看到的減肥藥廣告，這顯然也沒那麼瘋狂。

　　我們在這裡有點避重就輕，但說實話，這真是非常蠢的點子。因為，對，的確可以在世界的某些地方買到條蟲藥丸，但它極其危險。無法確定到底吃了哪種寄生蟲，有時會造成致命的感染。

　　我們沒料到會在我們第一本出版的書中提出這樣的建議，但還是要說：別吃條蟲。

## 奇蹟水果

　　可曾好奇為何八〇年代電影裡的人總是拿葡萄柚當早餐？當然，這可能只是因為他們喜歡吃葡萄柚，但我們拒絕相信這星球上會有人真的喜歡葡萄柚，所以只能認定這絕無可能。

　　比較可能的原因是，這樣的場景是受到實際上可追溯到一九三〇年代的流行飲食所啟發。它源自好萊塢明星，依據的信念是，葡萄柚含有可幫助快速消化脂肪的酵素。當這種飲食觀念不幸地在七〇年代復興，就經常被稱為「梅奧診所飲食法」，不過它和梅奧診所醫學中心並沒有關連。事後看來，這應該

4. 即美國在一九二〇～一九三三年推行全國性禁酒的時期。

就已相當清楚透露出這方案純屬虛構。

這套方案的變奏版包括從每餐搭配半顆葡萄柚，到基本上只吃葡萄柚，再偶爾吃幾片肉的飲食。擁護者聲稱可以十天內減掉十磅（四點五公斤），哇，真是太厲害了！（噴，我們可曾提到，這需要把每天的熱量控制在八百大卡？）

## 高麗菜主持大局

在葡萄柚飲食蟄伏數十年的期間，一種甚至更不吸引人的新方案在一九五〇年代成為焦點：高麗菜湯飲食。不是一顆葡萄柚，而是一天至少喝兩碗高麗菜湯，一星期再加上各種水果、蔬菜和肉類。

每一天搭配高麗菜湯的飲食都稍稍不同，以保持樂趣。例如說，第四天除了湯之外，可吃六到八根香蕉，脫脂牛奶想喝多少就喝多少。據信，這樣可能會帶來一路暢通的排便。

這套飲食只持續七天，而顯然有一些缺點，包括讓人非常飢餓，而且聞起來就像堆放在體操教練後車廂一個月的臭玩意兒。不過，這樣倒是幾乎一定會減重……因為一天的熱量被限制在八百到一千大卡。

## 我們這世代就是要餅乾

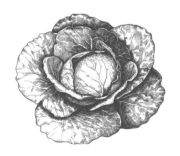

史丹弗‧席格醫師在一九七五年提出了餅乾飲食。我們知道，光憑這個名字就讓人不由得想要投入，但是，請先緩個一、兩個段落再說。

席格擔任減重醫師後，提出氨基酸可以讓病

人擁有飽足感。他訴諸於餅乾，病人一天可吃六片餅乾（全部約五百大卡），隨後加上三百大卡的「合理晚餐」（注意，去皮雞肉和蔬菜）。儘管席格已退出戰場，卻培養出許多仿效者，現在健康食品商店散落著各種版本的餅乾節食方案，而名人和運動員也樂意為之背書。

如果你在上一段做過小小的計算，可能會發現餅乾節食者一天被限制在八百大卡，不管你可以吃多少餅乾，這都是很危險的量。

## 神秘肉

「最後機會的節食」觀念出現在羅傑・林恩醫師一九七六年的同名著作，這可以說是我們目前所討論到最為危險的方案（而這可就很有意思了）。它的中心觀念是：林恩自創的專利飲品「林恩專家」（懂了嗎？）。雖然他只稱呼它為「蛋白質綜合飲品」，但經研究後發現，這個飲品是由蹄、骨、角、獸皮、肌腱和其他屠宰場的副產品製成的。

好吧，這非常噁心和惡劣，但是，嘿，你可能吃過熱狗了，所以請稍微冷靜一下。不，真正的問題是，遵從該節食方案的人的一天熱量被限制在四百大卡，而且林恩專家飲品基本上缺乏主要營養和維生素。「最後機會的節食」後來證明是一個可怕的預言性名字，當大約六十名追隨者在嘗試這方案後猝死，它就失去了人心。

## 每一次呼吸

不過，沒有人像「食氣者」那樣極端限制卡路里。「食氣者」是源自

一九八〇年代的一時風尚，他們相信只要和宇宙達到和諧境界，就只需要空氣。不需要食物，也不需要水，只需要空氣。

許多人聲稱已長期未攝取任何真正食物，有些高達七十年之久。然而，一直有人要求必須以錄影或本人親自證明。曾有一名擁護者嘗試在電視節目「六十分鐘」中示範，結果四天後幾乎因脫水而死亡。

不幸的是，至少有五人在嘗試遵從食氣者學說時死亡，這個學說顯然非常荒謬，希望用不著我們詳細解說。一言以蔽之：食物是好物，有吃才能活。

## 我們學到的事

現今的讀者，可別太得意洋洋，後來還是有許多奇怪至極的節制飲食方案出現。例如說，彼得・達達莫博士在一九九七年出版的《血型飲食》中，提出每種血型的飲食方案，而且……不太有科學根據。來到二十一世紀，《視覺飲食》問世，建議節食者戴藍色眼鏡，這樣食物看起來就比較不可口。你甚至可以在亞馬遜網站買到有減重功效的海藻肥皂（其實無效）。

骨瘦如柴的辦法：時尚飲食可能收一時之效，卻幾乎都無法持久，有時還相當危險。如果想要有效減重，做好食物選擇，從事更多運動，同時能弄到多少香菸，就抽多少菸。

我們顯然是在說笑，一天兩包就太多了。

好，這一點似乎讓席妮很氣我，所以這一章就在此告一段落。

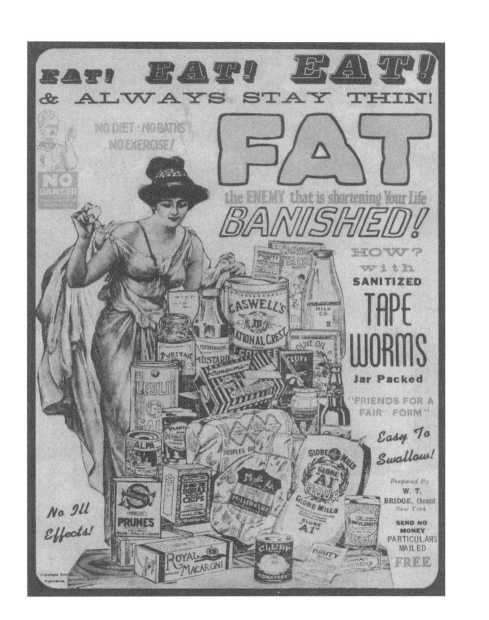

# 木炭

## 從烤肉架到藥櫃

夏天就快到了⋯⋯也可能已經到了⋯⋯或是剛過⋯⋯或像是永遠不會來臨。聽著，我們困在這本書裡了，所以不知道。夏天是一個季節，對吧？重點是，在世界某處的某個時間，戶外會很炎熱。等這個時節來到，就會有很多烤肉大師，大肚腩裡滿是新切的肉塊，而全都有相同的問題：「牛排非常好，但現在我要怎麼處理這堆藥？」

不，親愛的讀者，我們字裡行間沒有打錯字。烤肉過後所留下的這一堆使用過的木炭，就是一堆令人訝異的溫暖療方。

使用木炭作為藥物，尤其是活性炭，可以追溯到古代。活性炭是經過化學或物理處理後的木炭，製造出更多表面區域及小細孔，有助於更佳吸收其他物質。棘手的是，木炭雖然真的對某些問題有幫助，但在醫學史上卻有個難處：確實對某些問題有益的物質，不知為何總被指望能解決所有問題。

# 醫療用途

## 消化

吃木炭來協助腸胃問題，確實已有數千年歷史。古埃及人藉此處理腸胃疾病，希波克拉底發誓它可以緩解胃病（以及治療暈眩、貧血和癲癇）。即使是十九世紀的醫師，也使用它來治療腹瀉和脹氣等腸胃問題。

## 唇疱疹

這是來自老普林尼的原創，另一種需要食用木炭的療法。（真好，「品客」洋芋片終於發明出來，顯然古人迫切想要吃零食呢。）哦，它應該也可以治療癰的。

## 除臭

埃及人會把治療腸胃問題後剩下的木炭，作為除臭劑，尤其是處理傷口感染時所出現的氣味。

## 淨水

西元前四百年時，腓尼基的水手會使用炭化木桶來攜帶飲水，以保持水的潔淨，遠洋航行一直採取這樣的做法直到十九世紀。這是很好的方法！活性炭的炭過濾可以去除水中的氯、沉澱物和異味。如果用過濾水壺，就很有可能是透過炭來喝水。

## 止血

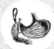

木炭療法在十九世紀歐洲可說是東山再起，除了使用在腸胃問題，也非常普遍地作為止血方法。它採用局部塗抹，我們認為這倒還算合理，只是它同樣也作為口服。沒錯，當時人們相信只要吃一些木炭，就可以停止流鼻血。

到了十九世紀末期，木炭被用來作為治療直腸出血的處方。按照約翰・法夫醫學博士這則日誌指出：「具體施用木炭以進行腸道止血，它被用來作為灌腸劑，細磨加入四盎司約一百六十三公克的水中，再灌入直腸。我不知道這為何有效，但眼見為憑，它的確有用。」

## 解毒

到了二十世紀，日本和法國外科醫師開始使用活性炭來解毒，結果發現效果很不錯。還記得木炭淨水的功效嗎？它很善於吸收怪異物質。美國國家首都毒物控制中心支持活性炭施用在多種中毒狀況下，該中心還表示，一茶匙活性炭的表面積就跟一個足球場一樣大。這……呃，我們只能說這真是太酷了。

### 趣聞

趣聞：書寫這個段落時，賈斯汀問席妮，什麼是「癰」。席妮說，那就像「多膿頭的瘡」。其實這樣的資訊可能就夠了，但她拿出google搜尋到的「癰」照片時，賈斯汀立刻倒地身亡，後來的書只能從陰間書寫了。

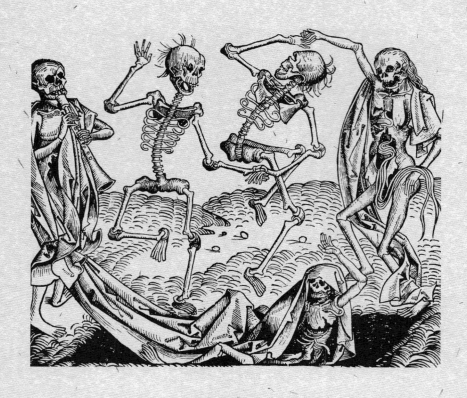

# 黑死病

—❧—

如果問說，疾病最可怕的手段是什麼，
你可能會說「殺死你」，當然就某方面來說，這說得沒錯。

—❧—

但是，經過多年研究疾病史後，我們倒不覺得這種平淡無奇的致命本領有什麼了不起。畢竟，任何東西都可以殺死你。看看四周就知道，看到天花板鬆脫的螺絲釘了嗎？果菜機有點太靠近浴缸了？放在陽光底下的鮪魚沙拉？死亡就在每一個角落等著你。

近來真正讓我們興奮的是，這些疾病不只會殺死人……還造成了歷史軌跡的改變。瘟疫就是這樣的疾病。

瘟疫有多可怕？可怕到「瘟疫」這字不足以道盡它的恐怖。就在它席捲半個歐洲後，我們開始稱它為「黑死病」。打從最早的鼠疫細菌感染第一個人類宿主，它就開始大肆破壞我們的物種。或至少說，肆虐到發明抗生素後，才緩和這樣的威脅。不過，它已經在改變歷史的疾病名人堂中，占有一席之地，雖然不是真的有這樣的殿堂，但或許應該要有。

這瘟疫是由一種稱為「鼠疫桿菌」的細菌造成的。鼠疫不止一種，它有多種形式，每一種會感染不同的人體系統和器官，各有不同的併發症和死亡率。如果你只聽說過一種鼠疫，那或許就是腹股溝淋巴結鼠疫，這個名字是因為它會造成腹股溝腺的淋巴結嚴重腫脹。這可能會出現在病人的鼠蹊部或腋窩，呈現腫脹發熱壓痛的狀態。儘管近來我們可交換使用「黑死病」或「腹股溝淋巴結鼠疫」，但其他形式的瘟疫可能更為致命。真有意思！

思索可怕的命名時，我們難道想不出比「腹股溝腺炎」（buboes）更有威嚇性的名字嗎？巨大、發熱、不快的鼠蹊部淋巴結腫脹，我們卻給它一個可能更適合當做超級瑪利的敵人名字？賽先生，你可以做得更好的。

## 鼠疫中的鼠疫

如果你對腹股溝腺炎不感興趣，或只是想來點不同的，或許可以考慮敗血性鼠疫作為下一個致命疾病。這種變種疾病經由血管散播，造成口腔、直腸出血、休克，甚至是手指和腳趾壞疽。

還是不服氣？那肺炎性鼠疫（pneumonic plague）如何？它可以用有趣的助記符號讓人記住一堆資訊嗎？[5]不，不，它其實主要感染肺部，經常被誤診為嚴重肺炎的疾病。儘管症狀聽起來最不戲劇化，它卻是最致命的一種，需要盡快接受治療。

仔細想想，還真的沒有一種「好」的鼠疫適合感染。

鼠疫並不是絕對死刑，但……也不是太好。感染後不經治療的話，會有五成到九成的患者死亡。即使是現代的治療，死亡率雖然降低許多，卻仍是令人不安的百分之十五。

## 鼠疫簡史

現在我們能夠了解這些細節，都要歸功於，嗯，科學。過去歷史中的人們卻沒這麼幸運——我們會知道這一點是因為，最早提及鼠疫可追溯到《聖經》。在〈撒母耳記上〉，非利士人從以色列人手中偷走約櫃後，受到一種造成腫瘤的瘟疫襲擊。（更詳細的資料可參考受歡迎的紀錄片《法櫃奇兵》。）就該疾病的描述，以及約櫃歸來後，非利士人的疾病爆發，似乎都指向鼠疫。

在西元五三二年，查士尼丁鼠疫從拜占庭席捲中東，擴散至地中海沿岸，再到達埃及，最後造成大約兩千五百萬人死亡。這個死亡人數大約占東羅馬帝國人口的五成到六成，以及至少百分之十三的世界人口數。在接下來的幾世紀中，歷史只記載了幾次小規模爆發，但這樣的幸運並未持久。在一三二八年，鼠疫在中國出現，很快就沿著貿易路線來到義大利，接著到歐洲其餘地區。這次爆發持續到一三五一年，摧毀了三成到六成的歐洲人口。

嚴格說來，黑死病只能用來指稱十四世紀中期，蹂躪世界多數地區的那一次鼠疫大流行。歷史學家通常會這麼告訴你。但即便如此，「黑死病」這個名字實在太誘人，媒體不願放過，所以只要鼠疫發生，就經常會被用來作為替代名詞。

研究鼠疫資料時，時常會聽到這樣的數據。但花一點時間思索一下，這等於你認識的人當中，有一半死去。鼠疫席捲整個市鎮，有時速度快到屍體就直接堆放在市區廣場。我們努力不讓氣氛太沉重，但是天哪！這真是太難以捉摸、太駭人了，這就是黑死病。

## 有人請醫師嗎？

大約在十七世紀前後，如果廣義使用專科醫師這個名詞的話，那我們就開始諮詢一種新類型的專科醫師。受災城市和村莊會雇用瘟疫醫師，這應該是負責協助治療鼠疫病人，防止瘟疫散播的專科醫師。這種醫師通常是二流的，這表示說，在歷史上這個時期，他們被誤以為是一流的。一般的瘟疫醫師也有可能沒有受過醫療訓練，卻都有一種共通的重要特質，所以足以擔任這項工作：他們有意願。他們不太了解專業知識，嚴重欠缺有效藥物，卻確實擁有相當漂亮的裝備。

5. 肺炎性鼠疫的英文是 pneumonic plague，唸起來像 mnemoic，即助記符號的意思。

## 從夜空而來

即使是最有良心的瘟疫醫師，也不太可能從他的檢查中得到太多資訊。就算有，所有理論和發現充其量也只是根據粗略的科學。多年來，人類對疾病的產生提出過許多可怕理論，包括魔法、惡靈、神的報復、體液無法平衡，甚至是天氣。瘟疫醫師樂於給予醫囑（只是要從房間的另一頭），卻不怎麼有用。

在黑死病高峰期，最普遍的疾病理論是，瘴氣使然，也就是古希臘版本的污染。瘴氣的疾病理論很容易了解：有時空氣就是很不好和噁心，如果呼吸到這種噁心的不好空氣，就會生病。當然，這聽起來像是你不怎麼聰明的四歲侄子一邊看電視，一邊給予的病因解釋。但是哎呀，他們已經盡力了。

據信任何地方都可能產生瘴氣，但跟惡劣衛生環境息息相關。這種病因的錯誤理解可說是歪打正著，因為它間接帶來改善衛生條件，而這也有效協助扼止瘟疫爆發。此時，人類首次注意到要清除通常棄置於街道的人類和動物廢棄物，將死者遺體從家裡移走，埋入坑洞或焚燒。當然，這個探究的軌道完全錯了——直到十九世紀，我們才知道微生物——不過，至少列車變乾淨了。

## 帶兩隻活雞，早上叫醒我

如前面所提，鼠疫非常可怕，傳播又快又遠，在許多地方造成患者大量死亡。沒有人對這項疾病有足夠了解，因此無法有效遏止它，這種狀況更是加深了恐懼。但是，就像面對人類歷史上所有疾病，以及幾乎是每晚不可能的挑戰一樣，愚昧無知並不會阻擋我們嘗試。

## 瘟疫醫師

媽媽可能會想要你長大後當醫師，對吧？超超超級無聊的。身穿白大褂，沒人會好看；板夾又軟趴趴；龐大的學生貸款聽起來更不是好玩的。但是等一下！要是有方法逃過所有無聊的科學課程，每天都打扮得像電玩「刺客教條」裡的非玩家人物NPC呢？沒錯，孩子，你也可以當個瘟疫醫師。你只需要一套好看的服裝、一把薰人的藥草、一根長棍子，以及非常堅強的免疫系統。

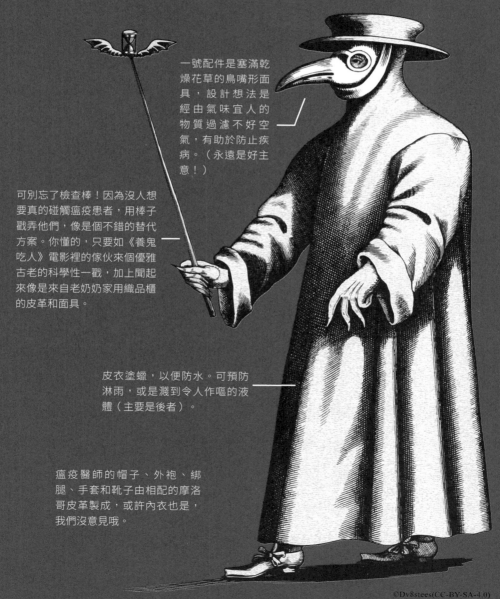

一號配件是塞滿乾燥花草的鳥嘴形面具，設計想法是經由氣味宜人的物質過濾不好空氣，有助於防止疾病。（永遠是好主意！）

可別忘了檢查棒！因為沒人想要真的碰觸瘟疫患者，用棒子戳弄他們，像是個不錯的替代方案。你懂的，只要如《養鬼吃人》電影裡的傢伙來個優雅古老的科學性一戳，加上聞起來像是來自老奶奶家用織品櫃的皮革和面具。

皮衣塗蠟，以便防水。可預防淋雨，或是濺到令人作嘔的液體（主要是後者）。

瘟疫醫師的帽子、外袍、綁腿、手套和靴子由相配的摩洛哥皮革製成，或許內衣也是，我們沒意見哦。

有些醫囑可能不正確，但相對無害。瘟疫患者可能會被指示要避免吃肉和乳酪，只能吃麵包、水果和蔬菜。家人可能被告知要讓病人留在床上，用醋和水為病人清潔，同時在房間內擺放芳香的花朵。這些全是良性的東西。

不過，當這些相對酷炫的方法證實無效，便促使瘟疫醫師採取較為糟糕和致命的新策略。最受歡迎的其中一點是……切開病人的淋巴結腫。請注意，我們說的是出現在病人腋下或鼠蹊部那些噁心化膿的腫脹。等膿腫切開（可能不是採用最乾淨的外科器具），瘟疫醫師就會在傷口塗抹一種特別的混合藥物「幫助復原」。塗在流膿化膿傷口的復原藥物是什麼呢？樹脂、白百合的根和人類糞便。

真天然。

哦，我的老天鵝！接下來的部分是不是會變得很噁心呀？真希望我沒看到，我還幫忙寫了出來哩。嗯。還有，如果你注意到有非常明顯的打字錯誤，那是因為我只是透過指間半窺看，而耳朵淨是撫慰人心的莎拉·麥克勞克蘭的歌聲。

如果混合百合的那些東西，對你的品味來說實在太新奇了，那麼你可能會喜歡這種經過嘗試卻始終無法證實有用的方法：直接替病人放血。切開病人的皮膚，讓他們流一點血，再放置黏土和紫羅蘭到切開的傷口上。沒問題。

有些病人則轉向極端的宗教措施，像是自我鞭笞，祈望能獲得上天原諒和治療。有的尋求巫術，這些治療包括喝下自己的尿液，或是把活雞綁在膿腫上，等到雞死。雞在歷史上的確過得不容易，但是綁在瘟疫患者布滿流膿膿疱的手臂上，依舊可以算是雞的前五大淒慘死法，對吧？

中世紀時，發展了全領域的「瘟疫藥物」，其中充斥不少偽療法和配

藥。有一個患者的秘方是，烘烤剛下的蛋的蛋殼，再把它磨成細粉，混入剁碎的金盞花葉子和花朵後，放進一罈上好的麥芽酒，加入糖漿，再把整個混合飲品放在火上加熱，然後一天喝兩回，直到，呃，你死於瘟疫。

## 一堆不良醫療

最後，當什麼都不管用時，醫師還是會一直編造各種療法，希望能碰巧矇到稍稍有意義的療法。患者被囑咐食用腐壞的糖漿或碎翡翠的磨粉，（你隨便都可以拿出這些東西，是吧？）他們被告知飲用砒霜、水銀，避開房事，不再外出，制止所有瘟疫和死亡的想法（對，這對瘟疫患者來說，必定

### 席妮的醫學趣談

在沒人知道怎麼遏止黑死病的時候，一些有膽識的軍人卻把它視為成功的機會。

當這場瘟疫在十四世紀席捲歐洲和北非時，也跟著引發了幾場衝突和戰事，嗯，就是因為人性。在這個例子中，一群韃靼人（很可能是成吉思汗欽察汗國的後裔）圍攻熱那亞的港口卡法港（現今烏克蘭的一部分）。韃靼人攻打這港口城市防禦已遭遇困難，雪上加霜的是，他們的軍營爆發了瘟疫。

入侵的韃靼人採用了一個聰明卻令人反感的主意，他們把瘟疫患者的屍體丟過城牆，進行歷史上最早的生物恐怖攻擊之一。計畫奏效，瘟疫在卡法散播開來，熱那亞軍隊最後只好棄守。

是輕而易舉的事）。而列在最後但毫不遜色的是，離開家去住下水道，人類污水的惡臭應該可以提供防護。

順帶一提，下水道正是老鼠居住的地方。記住這一點，因為最後一個建議就要變得更加滑稽歡鬧了。

跳蚤在人類和齧齒類宿主之間來回傳送疾病，使得它傳播得更遠更廣。不難發現，被感染的跳蚤四竄之下，惡劣的衛生環境和人口過度擁擠會怎樣導致疾病快速傳播。此外，老鼠喜歡生活在船上，而既然牠們身上帶有跳蚤，鼠疫就會散播到船隻所能航行到的任何地方。在一八六〇年代的第三次也是最後一次西方鼠疫大流行中，科學家發現到這一點，便藉由控制老鼠數量，總算得以阻止鼠疫傳播。

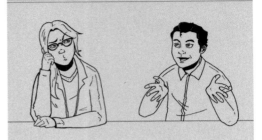

### 賈斯汀 VS. 席妮

**賈斯汀**

好，完美。小席，我們破解它了。真是太簡單了，真不懂我們以前為什麼看不出來。我們應該除掉所有老鼠，這樣就高枕無憂了，對吧？

**席妮**

嗯，賈斯汀，不幸的是，很多動物都會感染鼠疫，包括遍及美國西部、非洲和亞洲的牛、羊、小黃鼠及齧齒類動物。遺憾的是，這引發了這些地區出現鼠疫零星病例及小規模流行，多數集中在撒哈拉沙漠以南的非洲大陸和馬達加斯加島。

**賈斯汀**

……好喔，但我還是不太清楚比起除掉所有老鼠，我們能以怎樣收場？我以為我們兩個人都覺得這樣很好，但現在……

**席妮**

嗯，我們不會除掉所有老鼠。

**賈斯汀**

好。

所以，很簡單，除掉所有老鼠，我們就安全了，對吧？

呃，很多動物都會感染鼠疫，包括遍及美國西部、非洲和亞洲的牛、羊、小黃鼠及齧齒類動物。遺憾的是，這引發了這些地區出現鼠疫零星病例及小規模流行，多數集中在撒哈拉沙漠以南的非洲大陸和馬達加斯加島。

幸好，現在我們生活在抗生素時代，擁有各種有效治療鼠疫的醫療方式。我們可以拯救百分之八十五受感染的患者，雖然這不算有顯著效果，但還是遠遠比一三五〇年代改善許多。

因此，長及一整章的發人省思的提醒就在此告一段落，請擁抱現今的當地科學家。

## 我們學到的事

讓現代世界能夠大展身手的是，我們現在知道瘟疫是由老鼠身上的跳蚤傳播的。（對，住在下水道的那些老鼠。瘟疫醫師，你們可真是好樣的。）

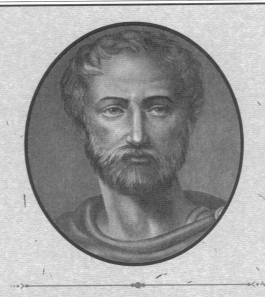

# 老普林尼

（西元二十三～七十九年，羅馬帝國）

被稱為老普林尼的蓋烏斯·普林尼厄斯·塞孔杜斯生於西元二十三年，死於西元七十九年八月二十五日。老普林尼在其約五十六年的人生中，擔任過軍人、海軍司令、政治家、研究學者、博物學者，可能還有他忙到沒能告訴旁人的其他作為。他的巨著《博物志》中詳細描述了當時世界所有動植物和基本上所有事物，成了現今百科全書的典範。他可能是在維蘇威火山爆發時，為了拯救一名家族友人而罹難身亡。

親愛的讀者，我們想要在你們面前呈現老普林尼令人費解的多樣化成就，希望當我們在後來的章節因為他幾乎誤解醫學領域每一件事，而開始無情地對他狂吐槽時，能為他贏得一些憐憫。我們試著記住老普林尼是在非常原始的解剖學和生物學知識下展開工作的，只是他在滔滔不絕談論疾病、治療和眼中其他事物時，卻不怎麼把此事放在心上。用不著相信我們的話，只需要檢視幾件他最偉大的轟動說法（有許多可以選擇，但後來發現似乎都有些雷同，所以我們選出你真的真的不會想去嘗試的家庭處方）。

## ·白內障·

治療白內障，可使用鼬鼠骨灰，或蜥蜴、燕子的腦部。鼬鼠煮熟搗碎後，塗抹額頭，能夠緩和眼睛分泌物增多的問題，可單獨使用，或搭配細麵粉和乳香施用。

## ·牙齒護理·

可用鼠糞灰燼或曬乾的蜥蜴肝臟填補蛀牙，而最有效的方法是吃蛇心，或是佩戴蛇心作為護身符。有些巫師建議一個月食用一隻老鼠兩次，可以預防牙痛。

## ·月經·

接觸經血會讓新釀的酒變酸，農作物沾上經血會導致荒蕪，接枝死亡，就連銅鐵也會立刻生鏽，空中瀰漫可怕氣味；嘗到經血會使得狗兒發狂，牠們的齧咬會帶來致命劇毒。

## ·癲癇·

治療癲癇，可在月亮週期的第二天，在戶外食用黑色公驢的心臟，或是水煮輕涮的熊睪丸、乾燥駱駝腦加蜂蜜，也可以喝角鬥士的鮮血。

## ·皺紋·

鐵線蕨的葉子充分浸泡在童子尿中，配合硝石搗碎，塗抹在婦女腹部，可以預防皺紋形成。

## ·眼睛充血·

當眼睛被打到，或因疼痛、流淚而充血時，把母乳注入眼睛是很好的做法，搭配蜂蜜和水仙花汁，或磨成粉末的乳香，效果更佳。

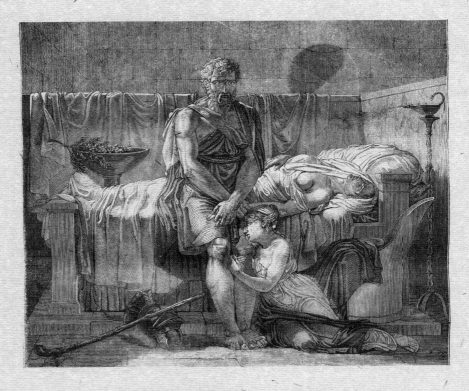

# 勃起障礙

❖

嘿，我們聽到你的陰莖功能不太好。
幸好，這也是歷史上許多科學家的親密話題。

❖

聽著，我們大多數人都有過這種經驗。某一天，你的老二瘋也似地精力充沛，實現
了所有基於陰莖的夢想，接著——它就故障了。別怕！整個醫學歷史直到最近，都
一直受到擁有老二的人壟斷，這個課題已有徹底探究。

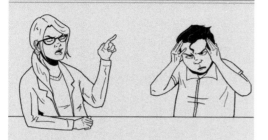

## 賈斯汀 vs. 席妮

**賈斯汀**

聽著，我要對妳說實話。我一直在進行本章的最後編改，準備寄給編輯。我今天真是累壞了，所以我打算只要符合語法，就寫「陰莖」這個詞，因為我需要為自己打氣，而我顯然只有八歲大。我假設在本書出版前，有些「陰莖」案例會是洛蓮娜[6]式，但我想要你們知道，我試過了，我真的試過了。

**席妮**

至少我很欣賞你是使用合適的醫學用語，而不是採用源自你家族那邊的可怕委婉說法。

**賈斯汀**

席妮，謝謝妳。讀者，抱歉了，你們不會享受到我不斷打出「蟲蟲」的樂趣了。

**席妮**

哦，出現了，就是這裡。我們已成功寫了五十七頁，但書中某些東西終於讓我作嘔了。

# 古人的老二智慧

打從人類首嘗勃起滋味後，就一直努力找出勃起機能障礙的療法。從人道並不止乎於亞當和夏娃（如果不想要這麼有《聖經》意味，那就志明與春嬌）來看，這件事已經歷了非常漫長的時間。

你當然幾乎已經推斷出來，

聽著，我們已經盡力了。我是說，我們甚至不知道血液組成，就饒了我們吧。

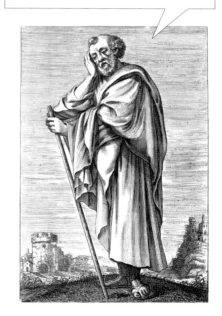

---

6. Lorena Bobbit，美國女子洛蓮娜在一九九三年因不堪丈夫傷害強暴，切下丈夫下體後，開車外出丟棄。丈夫斷肢在事發不久後尋回，並以手術接回，而法院判決洛蓮娜蓄意傷害罪名不成立。

但「勃起機能障礙」指的是無法達成或維持勃起狀態。我們現在知道這可能是由各種狀況造成的，包括高血壓、睪固酮低下、心理因素，或是藥物併發症。

我們的祖先對上述原因一無所知，卻仍勇於提出造成這種障礙的想法，以及廣泛和有時候甚至駭人的治療方式。儘管這許多嘗試完全沒有科學依據，也因此不管怎麼做都沒有成果，但從古代開始，人類還是對此努力不懈、全力以赴。

最早記錄在案的治療之一是來自古埃及，其中包括把幼鱷心臟研末，塗抹患部。對，你沒看錯，幼鱷心臟⋯⋯研末⋯⋯以修復我們受創的老二。所以，下次再聽到溫柔年長的佛羅里達人被鱷魚吃掉時，請努力記住人道絕對值得我們變得如此：這也算是爬蟲類的暴行。

古希臘人提出一個簡單的理論：如果是陰莖，或看起來像陰莖，那可能就對你的陰莖有好處。所以，抱持這個想法，他們建議食用公雞或山羊的生殖器，讓你的魅力運作。

不喜歡吃真正的陰莖？那麼蛇如何？牠們的形狀像生殖器，而且額外的好處是，蛇類藉由褪皮恢復活力，所以希臘醫師認為，嘿，或許蛇也可以讓你重振雄風。

如果這些都不管用，該是激發大炮的時候了，塗抹一些馬瘋大戟木在你的，呃，大炮上。你問馬瘋大戟木是什麼？嗯，這是一種在新生幼駒額頭上發現的植株，所以自己去找一棵，然後採集下來，再塗抹在你的陰莖上。問題解決！

## 羅馬時代

羅馬人對這個特殊問題，採取預防勝於治療的處理方法，這聽起來很有道理。正確飲食、運動，並且佩戴護身符來保護你的勃起狀態。特別受歡迎的一種護身符是由小鱷魚的右臼齒製成的。又是鱷魚！

嘿，各位，或者更精確的說法是，擁有陰莖的各位，我們可不可以饒過鱷魚？一秒鐘也好。很遺憾你的老二遇上這種問題，但要是我們克制肢解鱷魚作為陰莖藥物的做法，我想對於人類和爬蟲類的關係大有助益。

更為挑釁的護身符選項可說是某種符咒類型——佩戴帶翼陰莖為造型的珠寶，用來向「陰莖之神」法瑟勒斯致敬。事實上，羅馬人非常關切這項特殊病症，所以不只仰賴單一神祇的幫助，他們也向希臘神祇普里普斯尋求幫助。普里普斯是一個生殖力小神，卻有一個知名特點——擁有一只永遠堅挺的巨大陰莖。羅馬人顯然很喜歡這傢伙的模樣，他於是成為羅馬藝術、文學，當然還有該病症患者祈禱中的卓越人物。

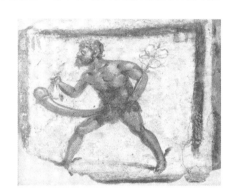

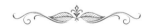

## 席妮的醫學角落

到了馬格努斯的時代，由疾病的冷熱燥溼等溫度和溼度屬性，來分類疾病已很常見。此時的治療量身訂做，理論上是要改正這些觀察到的失衡。

就這個例子來說，麻雀肉被視為一種燥熱治療，可以提振所需要的溫度，來達成勃起。警告一下：它也因導致便秘而知名。說真的，人類不該非得在勃起和腸道蠕動之間做選擇不可。

我們的好夥伴老普林尼對於大部分疾病和機能障礙，都有非常多的看法，但是說到勃起問題時，他絕對是超越自己了。首先，為了讓房事順利，他建議大蔥和松脂都可以作為壯陽劑。

然後，隨著夜色更深，可以喝一些大蒜和香菜調味的酒；如果想確實一展雄風，或許可以再來點煮過蘆筍後的水。萬一這些簡易的解決方案不管用，別害怕，老普林尼可是有一整張讓人想要嘗試的藥草療法清單，像是斧蛤、鐵線蓮、稗薑草的根，加上珍珠麥和酒；或是石龍子的口鼻和腳混合掺有芝麻菜種子的白酒，製成含錠。

對，這些藥草我們有些也不認識，但酒似乎是關鍵成分。老普林尼或許不知道怎麼治療機能障礙，但他十分確信酒是反應式的一部分。

## 中世紀大鵰

十三世紀的主教（後來也封聖）艾爾伯圖斯・馬格努斯是科學家、哲學家、星相家、神學家、宗教學作家、外交官，以及陰莖專家。至少，他在他的論文〈論動物〉中提到：「狼鞭置入烤爐烘烤，切成小塊，只需要嚼食一小片，食用者就會立即渴望性交。」

但是，誰有空去獵狼，只為了吃狼鞭？幸好，好心主教還有備用方案：試試麻雀肉。問題解決了！

如果這些都沒有用，馬格努斯建議吃海星，但也加上警語：這可能造成射出血精。還好，他對此也有療法——請吃又酷又可口的生菜。無怪乎教會把他列為三十六名「教會聖師」（Doctors of Church）之一。

要是你不怎麼熱衷食用或飲用怪異玩意兒呢？有一種不太可能做到，但

並非不受歡迎的療法就是：被俊男美女環繞。

如果《花花公子》海夫納式的策略不奏效，這裡還有一個方案：透過妻子的婚戒或你們結婚教堂的鑰匙孔尿尿。除非主持你所屬教會的是史上最隨和的神父，否則做之前，還是先取得許可吧。

## 勃起革命

隨著啟蒙時代到來，人們也開始產生找尋（或，好吧，編造）合理病因的想法。例如，一七八三年出版的小冊子《女士肉體目錄》，又名《女性天然癖好及其秘密瘋熱特殊事件的合理解釋》，對於勃起功能障礙，提出許多可能的解釋。

我只是想用點時間來表達個人對上述小冊子標題的厭惡，真是噁心。好，我說完了，謝謝。

這個佚名作者（只記載成「一位醫師」）認為，這問題可能源自於「野性精神」不足，或這些精神沒有流向傳宗接代的器官（這是「weiner」的老派

代碼，因為直到一九七〇年代，說「weiner」[7]這個詞還是違法的）。這件事通常得怪罪壓力、酗酒及放縱的生活。

輪番上陣之下，兇手也可能是缺乏「animaculae」，這個名詞指的是新奇顯微鏡對世界披露的任何詭異移動小動物。所以基本上指的是精子，儘管我們還不是真的了解它是怎樣運作的。

不管是什麼原因都不重要，作者有個解決方案給你。

既然這個神奇藥物是在特別針對女性的小冊子上廣告，我們認為這表示要嘛是有許多不自在的晚餐對話，不然就是有一群妻子會偷偷在老公的餐後酒裡加料，倒進一整瓶老二藥水。

## 自然的力量

到了十八世紀後期，勃起障礙被廣泛認定是性事過度造成的，不管對象是一位伴侶，還是孤伶伶全靠自己。由於當時幾乎每件事，都流行使用電療和磁療，有膽識的醫師自然也會把它們試行在老二問題上。性學領域可說是一七八〇年由詹姆斯·葛拉翰醫師及其「健康聖殿」所創立，他在此，藉由幾名被宣傳成「健康女神」的性感助手協助，用音樂、「充氣化學」，當然還有電磁療法來治療病人。他建議病人可以利用泡冷水澡、克制性事和「天體床」，來反轉手淫和性事過度所造成的不舉影響。我們得花一點時間來說說天體床，這是一張十二乘九呎的大床，床邊環繞四十根玻璃柱，床上方覆以圓頂，圓頂設有發條裝置、鮮花，當然還有一對活生生的斑鳩。圓頂內部的機械裝置會釋放出刺激的香氣和「飄然的」氣體，一旁的管風琴則演奏出「天體音樂」，床頭裝飾頌揚婚姻女神海曼的電動發條場景。

神奇手指[8]，決定就是你了！

## 電擊療法

約翰‧考德威爾醫師的療法聽起來就比較沒那麼有趣了,他直接在病人患部電療,或讓他們浸泡在放有電極的浴缸裡。

威廉‧哈蒙醫師在其一八八三年著作《男性不舉》中,建議把電極貼在患者的脊椎、會陰、睪丸和陰莖上。他雖然擅長輕描淡寫,倒的確說過效果「相當不愉快」。而其他令人不愉快的主意包括哈蒙醫師提出的「蕁麻拍擊」,也就是所謂的鞭打,用刺人的蕁麻鞭打臀部。

「……醫師,你知道嗎?進一步考慮後,我真的不介意我的老二無精打采。我準備學著和它和平共存,謝謝你的幫忙。有看到我的褲子嗎?知道嗎?褲子你就留著吧,我要跳窗出去。」

想要偏向DIY風格的療法嗎?好消息!「電池電療護腰」在一八九三年問世,這項被高雅形容為「自助電療」的裝置可助你一臂之力。

## 打氣打氣

在一八四〇年代,我們看到了第一個算是有效的裝置,法國醫師文森‧孟戴發明了第一代的助勃器,並且給了它一個駭人的名字叫做「充血器」。把有問題的老二放進玻璃管,再利用真空幫浦讓它充血。真是了不起的療法,如果你只是為了展示它,而不是,你懂的,讓它直接上陣。

這種幫浦的概念繼續精進到現代初期,一九二〇年代還出現了「活力真

---

7. 一種臘腸,即陰莖的俗稱。
8. Magic Fingers,在六〇年代到八〇年代早期,美國汽車旅館流行的一種電動床投幣裝置,二十五美分可使用十五分鐘,訴求可放鬆心情。

空按摩器」這樣著名的東西。

　　這個時期也為我們帶來「陰
莖夾板」，它就是你想像的那個
樣子——像是手腳骨折時所上的夾
板，只是……呃，這上夾板的骨折
手臂不是特地為了插入任何人的
孔洞。當時其他擁有驚人名字的裝
置還包括「勃起雪橇」和「雄風氣
缸」。

## 羅威斯坦醫師的可怕裝置

　　如果不呼喊約瑟夫‧羅威斯坦
醫師的性交訓練裝置，那麼恐怖性
事工具討論可就不完整了。這件裝

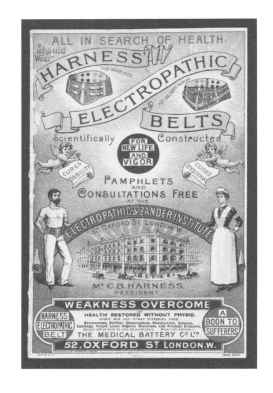

置是以鐵絲連結並包覆橡膠的雙環，使用時，把雙環分別套在陰莖兩端，鐵絲
在之間伸展，再以保險套套住整體。你大可以把它想成是陰莖輔助輪！（好
了，試著想想還有沒有名副其實的其他東西？沒有嗎？）

　　羅威斯坦似乎認為，只要加以練習，就可以毫髮無傷使用他那套奇妙裝
置。他保證「靈巧人」的搭檔甚至可能永遠不知道它的存在。他的理論是，假
以時日，陰莖就會記得怎麼進行性事，屆時便可以拿走輔助輪。不幸的是，這
始終未受到女性太大的歡迎，因為發現到了要「擺脫裝置」的時刻，不時會遇
上困難。

這可能不管用，但是哇噻，這聽起來是不是比電擊蛋蛋好多了？

## 放下那玩意兒！

自慰過度仍是勃起障礙的頭號嫌疑犯，所以許多醫療基本上是想要回復已經……耗盡的活力。像是博度醫師的神經飲品及植物糖漿都是藉著相對無害的藥草（小豆蔻、龍膽草、輪葉龍膽），來讓男人為「婚姻狀態」做好準備。或是可以藉由山姆索羅門的基列香脂來提振雄風，但這（當然）要在睪丸浸泡於冷水或酒醋混合液時使用。這也是一種以小豆蔻為主的調製品，但至少這次加了一些白蘭地來增加樂子。老普林尼一定會贊成。

在十九世紀這段期間，醫師還建議使用人參、馬錢子、達米阿那（damiana）、育亨賓（yohimbe）和荷蘭芹草（其中仍有一些出現在現今不太可靠的「壯陽」藥草丸裡），倒用不著自行蒐集這所有成分，只需要去藥房購買威廉愛克頓的馬錢子、磷酸和橘皮組合，或是法蘭克格蘭的達米阿那、鋅、亞砷酸和古柯鹼特別混合物（注意：在本地的GNC健康食品商店和貨車休息站可能買不到哦）。其他的建議包括按摩、飲尿，或只是單純限制騎單車。而性教育學家費德里克·霍利克醫師認為針對勃起障礙療方的這一切尋求很荒謬可笑，因為我們已經擁有可以讓我們溫暖及精神愉快的東西了，那就是——大麻。

## 他有了蛋蛋（其實是山羊蛋蛋）

到了二十世紀初期，我們終於訴諸外科手術。在一九一三年時，美國西北大學的維克多·萊斯賓納斯醫師把人類睪丸移植到有勃起障礙的病人身上，並聲稱運作狀況非常良好，所以病人四天後就要求出院，以滿足他的欲望。一

年後，Ｇ・法蘭克・林德斯頓醫師把一名死者的睪丸移植到自己的陰囊。多年來，也曾出現注入山羊、白羊、野豬和鹿睪丸的做法，甚至嘗試移植黑猩猩的睪丸到某些幸運的傢伙身上。

## 現今的男性雄風

到了現代，醫療科學開始從這些異想天開的可怕解決方案，過渡到「可能真正有效的裝置」這樣較為枯燥的領域。一九七〇年和八〇年代研發出一些先進裝置，包括可以撐起陰莖的人工陰莖和陰莖假體。現今某些案例仍實際在陰莖施行注射或栓劑，此外還有陰莖起勃器、屌環和移植手術。

至於魔法酊劑，基本上看過近十年任何電視廣告的人，幾乎都可料想到這情節的最後走向，也就是威而鋼、犀利士和樂威壯等處方藥。這些藥物藉由放鬆陰莖肌肉及增進血流來產生功效（不需要電極和砒霜）。

### 我們學到的事

儘管藥物治療主宰了這個市場，但還是有其他選項可以採用。睪酮替代療法逐漸普及在包括勃起障礙等內科疾病，病患同時也被建議嘗試改變生活形態，像是多運動、少喝酒、遠離毒品，並且管理慢性病的狀況。

故事像是即將就此打住，但如果醫學史有教會我們什麼，那就是：只要地球上有人類，而且當中很多人擁有陰莖，那麼人類種族就永遠不會停止嘗試找出更好修復這些陰莖的新方法。這項任務可說是又硬又長，是的，她的確就是這麼說的。

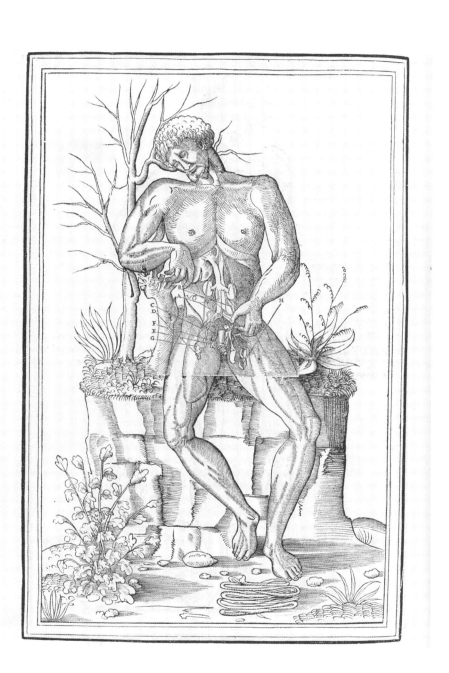

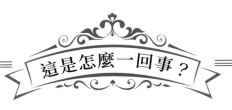

# 人體自燃

## 何時開始流傳？

　　或許你們已經注意到，我們所提及的許多話題在古代都可以找到起源，或至少找到歷史的首次記載——像是在希臘、羅馬，甚至是埃及，但這件事卻不是。事實上，第一件人體自燃事件似乎發生在十七世紀。在一六六三年，丹麥解剖學家托馬斯・巴托林寫下了一個巴黎女性的案例，說是對方在睡夢中「冒煙化為灰燼」，但其床墊卻神秘地沒有留下火燒的痕跡。（好吧，十五世紀的確有個人應該是喝太多而吐出火來，是很激進，但並不算是人體自燃。）

　　其間幾個世紀中，只有數百件舉報的人體自燃案件，其中許多例子是非常相似的狀況。受害者通常是酒鬼，經常因為年紀、體重或疾病而行動能力受限。

　　受害者往往是在壁爐附近被發現，或置身一個插了許多蠟燭的房間——這可能會讓人不解這件事到底神秘在哪裡。不尋常的是，火焰通常只燃燒了軀幹，留下四肢和頭部彆扭地倒在一堆灰燼周圍，而房間除此之外倒是一塵不染。

> 有時，人體會無緣無故自燃，
> 或理論上是這樣。

## 但已查出原因了，對吧？

好問題，但如果我們已破解人體自燃之謎，可能就會在新聞上看到。多年來，已編造出不少理論。許多自燃的受害者都是重度酗酒人士，這使人推斷長期酗酒可能是重要關鍵。這個想法在維多利亞時期受到廣泛認同，尤其十九世紀中葉之後更是如此，當時狄更斯在寫作生涯高峰，刻劃出酒鬼克魯克這個角色，讓他在其受到熱烈歡迎的作品《荒涼山莊》中走向自燃命運。

還有理論推測，腸道內的甲烷可能引燃了身體。沒錯，孩子們，點燃放屁氣體很好玩，只是也可能要人命。

而古怪的心理學理論在一九七〇年代得到短暫的榮耀，它合理化了原始吶喊療法或和海豚共食迷幻藥等治療選項，而相較之下，認為深陷憂鬱的人可能真的深陷烈火之中的假設，看起來就相當乏味。

即使到了今日，還是不時會出現這樣的新聞。在二〇一五年，《印度時報》就曾出現一個嬰兒死亡報導，根據父母的說法，該嬰兒在其短暫的一生便曾自燃多次。

## 好，那到底是怎麼回事？

現代醫學的解釋乍看之下可能有點枯燥，但別擔心，就跟科學上大部分的趣事一樣，它變得非常詭異噁心。枯燥的部分就如同猜測的一樣，在火焰附近喝得爛醉或抽菸打盹，可能會導致著火，而且不需要甲烷。

只是，燃火為什麼沒有把床墊、椅子也一併燒焦？更不用說還留下受害者的四肢，有時更包括頭部了。有一種解釋是燈蕊效應（抱歉，這跟基努・李維沒有關係。），在這種現象中，蠟燭、餘燼或點燃的香菸可能灼破衣物，灼出一個小洞，並且維持足以燒灼人類肌肉的高溫，進而融化身體脂肪。燃燒的脂肪被抑制在受害者的衣物內，焚燒了內部所有一切，卻不損及周遭事物。脂肪燃火可能在擴散到四肢之前便已燃燒殆盡，如同一名作家的描寫：受害者轉變成一根由內而外的蠟燭。是不是很高興你問了呀？

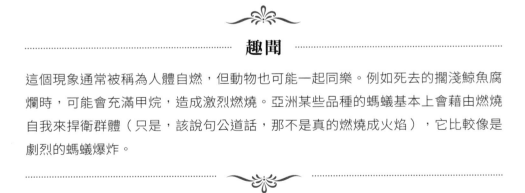

## 趣聞

這個現象通常被稱為人體自燃，但動物也可能一起同樂。例如死去的擱淺鯨魚腐爛時，可能會充滿甲烷，造成激烈燃燒。亞洲某些品種的螞蟻基本上會藉由燃燒自我來捍衛群體（只是，該說句公道話，那不是真的燃燒成火焰），它比較像是劇烈的螞蟻爆炸。

9. 燈蕊效應的英文是 Wick Effect，而基努 ・ 李維主演的系列電影《捍衛任務》原名是 John Wick。

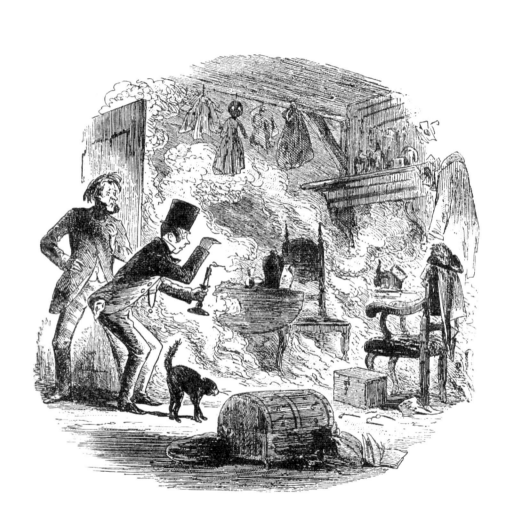

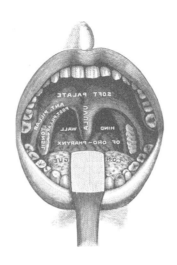

# 醫師連線中

**多年來，除了遠離老普林尼的家庭療法之外，我們還學會的一件事是，聽眾是無盡的奇異問題和怪誕的來源。且讓我們暫停取笑祖先的瘋狂想法，並且記住科學令人敬畏。**

---

 **人們為什麼說「一天一蘋果，醫師遠離我」？**

**席妮：**原本的諺語是在一八六○年代從威爾斯傳來的，更精確的說法是：
「睡前吃蘋果，讓醫師賺不到麵包錢。」而現在的簡易版本首先出現
在一九二二年，這是基於蔬菜水果有益健康的普遍信念，這個想法以
十九世紀的醫學來說倒是耳目一新，而且也非常正確。

一天一蘋果是否特別有助於健康倒是頗為複雜，對此進行的幾項研究則出現了衝突的結果。在二〇一一年，有研究發現蘋果可以降低膽固醇，卻有其他研究指出金冠蘋果（Golden Delicious）這品種反而可能增加膽固醇。還有研究發現搭配梨子一起吃蘋果，可能預防中風，然而二〇一五年卻有一份研究指出，蘋果攝取量增加，就醫次數卻沒有下降。

**賈斯汀：** 所以呢？妳想要略過醫學前輩其實只對了一半的事實嗎？親愛的已故醫師們，我可不會，我向你們及你們稍稍被誤導的蘋果熱情致敬。

 **為什麼食鹽會加碘？**

**席妮：** 打從古代，我們就多少知道有攝取碘的需要。例如，西元前三千六百年的中國古籍記載，吃海藻可以預防甲狀腺腫大。如果沒有食用足夠的碘，就無法製造甲狀腺激素。如果甲狀腺無法分泌激素，腦部就會釋放更多的甲狀腺刺激素（TSH）來努力刺激它。假以時日，甲狀腺組織就會變大形成甲狀腺腫大。

攝取碘有許多選項來源，海鮮和海藻都含有碘，有些（不是全部）鹽也天然含碘。但是當狡黠的人類了解到碘的重要性，以及不同食物含碘量也不同時，我們開始把它加入食鹽，有些地方還會將之加入麵包。率先在食鹽中加碘是出現在一九二四年的密西根，而十年內，甲狀腺腫大的發生率就降低了百分之七十五左右。

**賈斯汀：** 食鹽界真該開始宣傳其對抗甲狀腺腫大的特色。什麼？品客？不，不，這是抗甲狀腺腫大的脆片，是處方藥哦。

**當有器官被移除後，空位要補上東西嗎？**

**席妮：**移除器官後，的確會有些轉變。不算是位移，就只是穩定。在頭顱或
　　　　胸部等區域，液體會填補空間，接著是纖維組織。

**賈斯汀：**器官需要更有魄力！如果我是胰臟，看到腎臟被移除了，你**知道**我
　　　　就會伸展我的雙腳來舒服一點，我那修長詭異的胰臟雙腳啊。

 **擠青春痘真的不好嗎？**

**席妮：**這樣通常會造成更嚴重的發炎，可能還會因為手部骯髒帶來更多細
　　　　菌。當痘痘形成膿頭，洗臉時可能會除去它的頂層。硬擠還未成熟
　　　　（尤其是用髒手）的痘痘才是真正的問題。

**賈斯汀：**嗯，我老婆說了**兩次**你的手很髒，而且還是你買了她的書之後！你
　　　　就這麼接受了嗎？

 **為什麼醫院說手術前不要吃東西？**

**席妮：**真要說我在醫院接到過什麼病人的抱怨，那就是這件事。但我保證，
　　　　這是值得的。

　　　　許多病人在手術過程中會接受全身麻醉，即使不在原本規劃，過程中也
　　　　可能出現這種必要。在這種情況下，當病人接受麻醉或是可能插管，改
　　　　由呼吸器替代呼吸，就處於高度的吸入性危險。這表示，胃部的物質可
　　　　能跑到食道，再到氣管進入肺部，因此造成重大損傷和併發症。所以，

為了盡量減少這種風險，就希望病人在手術前做好空腹。顯然，在緊急狀況時，我們還是有可能承擔這樣的風險。

**賈斯汀：**假設說，真的很想吃禮物籃的榛果士力架，這樣算是緊急狀況嗎？

**席妮：**不算，我說的是急診的緊急手術。

**賈斯汀：**但要是我真的很喜歡榛果士力架呢？假設啦。

**席妮：**我想我們已經說完了。

**賈斯汀：**假設？

 **移除發黴部分的發黴食物可以吃嗎？**

**席妮：**要是我就不會，那裡可能會有肉眼看不到的真菌孢子。單一孢子要用顯微鏡才看得到，而且可能已滲透食物。少量孢子會要人命嗎？可能不會，但何必冒險呢？

**賈斯汀：**聽著，我跟別人一樣喜歡英式瑪芬，但任何英式瑪芬都不值得讓人冒生命危險……好吧，我是吃過幾個值得冒生命危險的英式瑪芬，但它們非常稀少且極為罕見。

 **肚子餓時，胃部為什麼會叫？**

**席妮：**嚴格來說，那不是你的胃，而是小腸。腹鳴是液體和氣體在腸道移動時所造成的咕嚕嚕聲響。只是，腹鳴不會只在肚子餓時產生，它也是典型消化作用的自然結果。

**賈斯汀：**如果是妳的**賈斯汀**發出聲音，那可能表示他得去汽車監理所了。

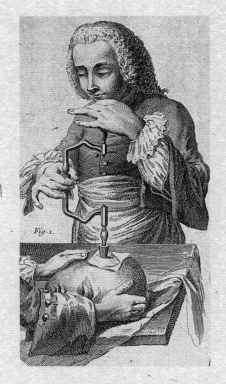

Fig.1.

# 顱骨穿孔術

——❦——

就跟腦袋有洞一樣[10]，你就是需要這項手術。
好了，別動，等我們準備好鑽頭……

——❦——

信不信由你，我們了解在頭上鑽洞作為治病手段其實是非常糟糕的主意——只除了它不是的時候，而不當成壞主意甚至可說是更怪的想法。當面臨這種選擇，相對其他更壞的選項，它可能還是很有吸引力的，對吧？

大致上，我們在本書努力包
容古代執業醫師。

當然，我們會稍稍嘲弄，或
許開一些溫和的玩笑。不過，我
們了解其中許多醫師只是盡力而
為，並且真的想要幫忙。

不過，當我們誤入歧途的
前輩開始在彼此的頭上鑽洞，你
可能會認為我們會免除這樣的禮
貌。那個，呃，那就是不對，不
是嗎？那可是腦袋所在，對吧？
難道不該保持完好無缺嗎？

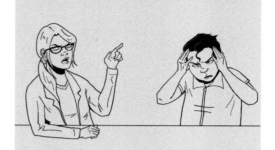

## 賈斯汀 VS. 席妮

### 賈斯汀

如果日常生活中有人告訴你，你所施行
的治療對於驅除惡靈也管用，那記得這
個妙招：拿椅子砸向最近的窗戶，窗櫺
架上爪錨，從洞口垂降出去。

### 席妮

真的不要，請別這麼做，這聽起來非常
危險。

### 賈斯汀

小席，沒問題的，好玩而已。讀者懂
的，我們一直這樣開玩笑，這算是我們
的風格啊。

結果發現，令人震驚的部分不是古
人在完好的顱骨上鑽洞，而是其中有的
是在救命。

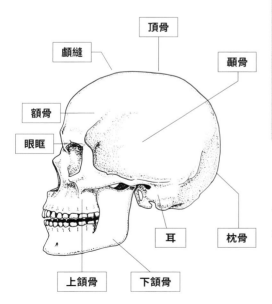

- 顱縫
- 額骨
- 眼眶
- 頂骨
- 顳骨
- 上頜骨
- 下頜骨
- 耳
- 枕骨

10. like a hole in the head，這裡採用雙關語，原意是
表示絕對不需要的東西。

077

Plate CCLXXXII

TREPANNING INSTRUMENTS

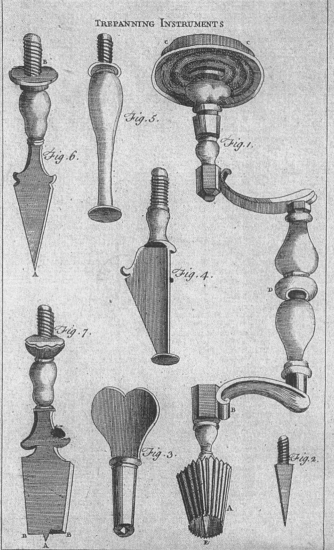

## 頂部修一下

「顱骨穿孔術」（trepanation）的字源自希臘文trypanon，原意是「鑽孔」，這項手術可說是一種古怪選擇，因為這必定是史上最「為了邊邊，卻買下一整張椅子」的驚悚級醫療程序，尤其是在麻醉發明前的時代。現在，我們要回溯到前前前麻醉的時期。

最古老的鑽孔顱骨被發現是在法國恩西賽姆一處新石器時代墳塚，證明這項做法至少已有七千年的歷史。好了，如果只發現到這一個，我們可能會把它歸為古老江湖郎中錯誤的外科行動。但是，這並不是單一事件。儘管在頭部鑽洞通常只是一個超爛的想法，但在埃及、中國、希臘、印度、羅馬及早期美洲文明等整個古代世界卻都可見到蹤跡。

它可以治療什麼？呃，剛開始，是要「變聰明」。但是古文化執行這個做法是有許多不同的原因，他們相信可以治療從頭痛到癲癇，以及焦慮到惡靈等問題。

---

### ⊱⊱⊱ 最後的脫逃機會 ⊰⊰⊰

嘿！如果你寧可不去了解如何從深入的個人角度來摧毀顱骨，現在可是抽身的好時機。可以等這噁心的東西結束後，在第九十頁再跟我們會合吧。

---

## 怎麼進行？

比方說，你想在頭上鑽個洞，卻不想利用一堆新科技。而是像老爺爺的做法，想使用古典的手持鑽孔器，我們聽見你的心聲了。

就尺寸來說，有很多選擇。古人鑽洞的大小從幾公分到半個顱骨，就後者來說，可能不夠資格稱之為洞，但何必斤斤計較呢？最受歡迎的鑽洞處是穿透頂骨的正上方，接著是偶爾在枕骨或額骨鑽洞，如果想來點真正時髦的，甚至可以試試顳骨區域。

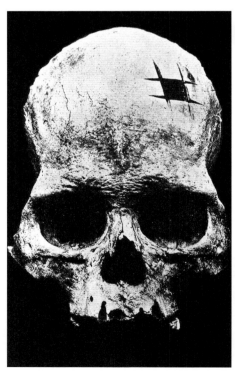

©wellcome collection (CC BY 4.0)

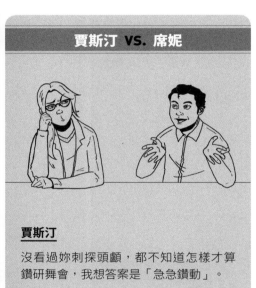

**賈斯汀 VS. 席妮**

**賈斯汀**

沒看過妳刺探頭顱，都不知道怎樣才算鑽研舞會，我想答案是「急急鑽動」。

**席妮**

我**最愛**刺探頭顱了。

**賈斯汀**

妳最厲害了。

歷史上的顱骨穿孔術手法各有不同，卻都有一個相似的關鍵做法：全都是要在原本用來防止外物入侵的厚實堅硬骨頭上鑽洞。

　　一開始，有些古老文化會使用燧石或黑曜石等尖銳石頭，有點像是挖掉骨頭。印加文明為此採用一種稱為圖米（tumi）的工具，它是一種儀式用刀，在顱骨上像玩井字遊戲般劃出井字，再撬開方形裡的骨頭。這似乎非常緊張，但別擔心！外科醫師施行時會用膝蓋牢牢固定你的頭部，而且他可是專業人士。

　　在古希臘，顱骨穿孔術主要是在顱骨骨折的狀況下，用來緩解腦壓。施行者會採用幾件工具來進行這項工作，其中就有我們最愛的螺旋十字鑽（terebra），這種十字形鑽孔器以一定樣式在顱骨打出許多小洞，直到可以取出當中的骨頭。是的，就是一種顱骨打洞器，不只適合顱骨穿孔術，作剪貼也很方便哦！

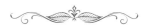

### 席妮的醫學趣談

> 每個醫學生都知道「布洛卡」這個名字，腦部的布洛卡區在側腦溝旁的左前腦葉第三腦迴，如果受損，就會造成布洛卡失語症，又稱表達型失語症。在這種狀況下，患者可以了解聽到的語言，但自身語言卻顯得生硬費力。

　　到了十二世紀，我們的顱骨鑽孔工具已經演化到把圓形切割當成標準，不再是粗糙的井字（真是一大進步！）。中古世紀加入機械鑽孔器、圓鋸和各式各樣有如從《奪魂鋸》酷刑房直接拿出來的嚇人道具。雖然這些工具都有記載，但到了十九世紀時，我們似乎已經完全遺忘這段歷史。

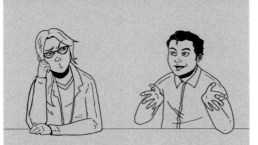

## 賈斯汀 vs. 席妮

**賈斯汀**

就某種意義來說,這真是令人遺憾。那些工具真的看起來好酷,但小席,妳知道的,考慮到現在殺人方法的創意愈來愈多,這樣可能是最好的。

**席妮**

呃,賈斯汀,其實你可能會很驚訝顱骨穿孔術未必是你以為的死刑。

**賈斯汀**

開玩笑的吧?

**席妮**

噓,不要爆雷接下來的內容哦。

## 我的腦袋無法理解

假設,當蒐集到多年來研究員所找到的所有鑽洞顱骨,在被逮捕或成為電視實境秀主題之後,你就會發現一件有趣的事。根據手術後新生骨頭的成長和多處鑽洞的存在,製作成圖表(在此假設中你是知道怎麼做的),可以推斷出顱骨穿孔術的存活率大約是六成。你可能會很想嘲笑這個數據,哦,真是目中無人的二十一世紀居民呀,或許你先去在頭部鑽個大洞,再讓我們了解真實情況。(注意,如果你是在書店看到這件事,請先付款再離開。)

事實上,在頭上鑽洞是很不直觀的事,所以現代人過了好一陣子才相信可以這麼做(也就是說,病人不認為頭上會湧出血肉)。

過去進行這種手術的第一個證據(就是鑽孔的顱骨),是在一六八五年由法國的伯納德‧德蒙法軒發現的,他卻又置之不理。在一八一六年,第二個

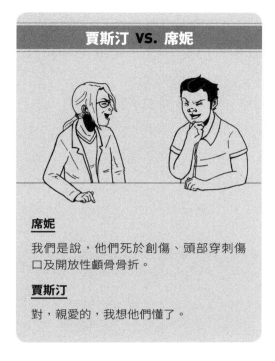

**賈斯汀 VS. 席妮**

**席妮**

我們是說，他們死於創傷、頭部穿刺傷口及開放性顱骨骨折。

**賈斯汀**

對，親愛的，我想他們懂了。

顱骨出現在法國，據了解它實行過穿顱術（就是在頭顱穿孔）。不過，醫界仍舊認定這個手術是在死後，或是……你知道的……或在死亡途中施行。

## 嘿！好棒的派對紀念品！

所有這些臆測因為一八六〇年代的一個秘魯派對而改變，美國的秘魯特派員、新聞記者及考古學家艾法連‧喬治‧史奎爾在富豪仙諾拉‧詹提諾所舉行的派對中，有了一個重大的發現。詹提諾收藏了豐富的前哥倫布時代工藝和藝術品，而史奎爾在這些古物中注意到一個帶有孔洞的顱骨。

在詹提諾的許可下，他把顱骨帶回美國，交給紐約醫學學院。許多人認同這個顱骨像是病人生前進行外科手術的證據，卻有少數人持有異議，認為這個傷口絕對是出自死後驗屍，因為病人絕無可能經過這樣的手術後能存活下來，就連原始社會也不會糊塗到嘗試這種事。而所有人取得的共識是：非白種人的古代文明在如此複雜的外科功夫上，是不可能勝過超先進的現代白種人。噢，種族主義，讓人大團結。

## 布洛卡名列前茅

「我要離開這裡，帶著顱骨一起走！」史奎爾回首大喊，便渡過大西洋去找布洛卡。皮耶・保羅・布洛卡是醫師、解剖學家及巴黎人類學會創立者，但有個小問題是，布洛卡也是種族主義思想的主要擁護者，而這種思維有礙大家接受史奎爾理論的合理性。不過，就這次案例，布洛卡讓科學發聲，同意這個顱骨的確像是呈現了早期形式的顱骨穿孔術。

「讓我震驚的是，不是施行這樣手術的勇敢無畏。」布洛卡當時如是說：「因為勇敢通常源自於無知。」就是不知道適可而止，對吧？保羅。

布洛卡出版了他和史奎爾的發現，因此激發了醫學界對顱骨穿孔術的興趣，掀起搜尋有洞顱骨的熱潮，直到一八六七年，已在法國和秘魯找到許多頭蓋骨。蒐集到眾多顱骨（以及出現一些極為激進的鬧鬼房屋）之後，醫學史家終於達成共識，這些孔洞不只是在病人生前有意為之，同時歷史上這種做法已橫跨地理和文化的界線。

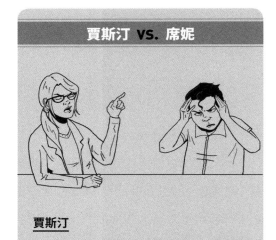

**賈斯汀 VS. 席妮**

**賈斯汀**

我覺得嬰兒具有自毀按鈕，真是太亂七八糟了，但席妮說我不應該這樣稱呼它。

**席妮**

我認同你，它的確讓人有點不安，但別擔心，嬰兒頭上的洞會隨著年齡而閉合。

## 賺錢又好玩的顱骨穿孔術

在一九六○年代，荷蘭人巴特·修斯研究古代顱穿術，並且沉溺其中。他曾就讀醫學院，只是沒有完成學業。他沒有尋找顱骨穿孔術為何出現的確實證據，反而提出理論認為顱骨穿孔術是重獲青春歡笑的方法。為什麼？嗯，嬰兒具有囟門，或說是「軟點」，這是在頭顱骨頭間的開放區域，給予成長的空間。

修斯相信，孩童如此快樂和心胸寬大（一為字面意思，一為比喻說法），要歸功於這些軟點，而相較之下，成人的顱骨卻非常受限制。他認為，如果能在頭部製造這樣的孔洞，就可以重新連結歡樂的過去。我們可以鬆開領帶、敞開頭顱，就這樣。

他對這個現象所提出的貌似醫學的出色解釋，是依據他稱之為「腦血量」的觀念。其實，還是讓修斯親自說明比較好：

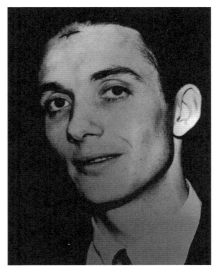

「我遇到一個時常用頭部站立〔的人〕……他就這樣持續了好長的時間。我問他為什麼這麼做，他說這樣可以讓他心情亢奮。〔後來，有人給我〕迷幻藥物墨斯卡靈（mescaline），就在此時，我對整個機制首次得到清晰的構想，了解到腦血量增加，給予意識擴展……〔這〕必定是腦部較多血液所造成的，而腦部血液較多，表示其他東西

**就會變少。此時，我了解到減少的必定是腦脊液。」**

（以下是關於修斯的一個旁註，就他的觀點來說，應該完全不足為奇。他同時相信迷幻藥可以達到一樣的效果，只是成效短暫。他把LSD（麥角二乙胺）、墨斯卡靈和大麻等藥物稱為「精神維生素」，他也用英文大麻的諧音把女兒取名為「瑪莉亞渥娜」。）

當然，他可以在脊椎底部鑽洞，釋出額外的液體，但這樣的傷口會癒合，所以只會暫時性修復。修斯了解到他可以運用顱骨上的洞來減緩壓力，而且這種孔洞永遠不會癒合，所以他會成功的！

他在一九六四年把這項理論發表在著作《腦血量機制》和《智人改正》上，同樣值得注意的是，他是以書卷形式出書，所以使它很難收藏在尋常醫學圖書館的書架上。

## 找尋心胸開闊的醫師

修斯周遊各地兩年，找尋願意協助他證明自己理論的外科醫師，卻沒有人同意。所以，在一九六五年，修斯僅僅只配備了完全杜撰的腦血量理論，就使用電鑽和手術刀（就後見之明來說，我們應該也把這些物件列在修斯的配備之中），在自己頭上鑽了一個洞。他對阿姆斯特丹一群懷抱敬畏之心，可能還有些噁心的觀眾，以藝術發生為名，展現他這個大約四十五分鐘的勞力成果。「藝術」部分很有爭議，但難以爭議的是，絕對有事情發生。

他下一站行程是前往當地醫院，以X光檢驗他新出現的「第三隻眼」，但等到醫師看到他的作為後，他就被關在精神病房三星期。

少數人受到他的激發而仿效他的行動，他得到的兩名追隨者更是全心投

入。約瑟夫・梅倫和妻子艾曼達・費爾汀，兩人都尋求在家進行修斯所啟發的神經外科手術。梅倫寫了一本著重個人經驗的自傳《鑽洞》；費爾汀不落人後，以其顱骨穿孔術冒險拍成短片《心跳與頭腦》（可能是電影《一個頭兩個大》的靈感來源）。

費爾汀自詡為顱骨穿孔術的福音傳道者，為了把這項手術推展到主流地位，曾兩度競選英國國會議員。她總共只拿了一八八票，但考慮到她的競選政綱是「顱骨穿孔術全員免費」，這個票數其實不算太壞。

修斯的另一個粉絲彼得・哈弗森則接著創立了國際顱骨穿孔術倡導團體（ITAG），這個團體現今仍在運作中，致力找尋願意執行非必要施行顱骨穿孔術的外科醫師，並進而依據血液流量和大腦功能來研究這項手術的真正影響。到目前為止，並未取得太多證據，但說真的，誰會願意為這種臨床實驗出現呢？

## 現在仍有這種手術嗎？

在現代醫療中，我們的確有頭顱鑽洞的合理原因，只是與腦血量無關，因為這並非實情。如果你想知道的話，這同樣也和惡靈無關。

這是在顱內出血，腦部組織的壓力可能造成損傷時，所採取的處置。在緊急狀況下，保護腦部功能的治療方法就是鑽孔以便減緩壓力，或是暫時移除一小片頭骨。在腦部手術中，移開部分頭骨也是必要處置，有時因為術後腫脹，頭骨還必須留置在外，它可以安全保存在……你永遠猜想不到的地方。

繼續猜吧！不要？告訴你，是腹部，身體可不是最酷的所在？

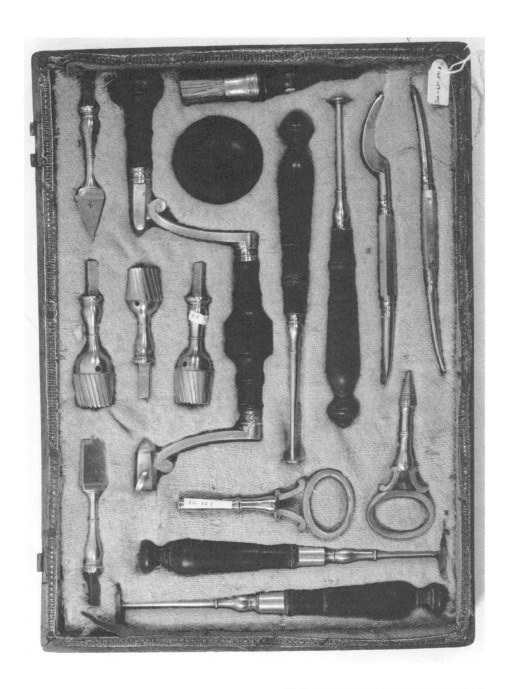

# 臨時抽考

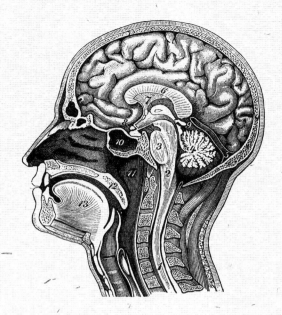

嗨，孩子們！你們能不能選出顱骨鑽洞狂熱分子修斯在接受訪談時，所有真正說過的怪異說法呢？可別被那些貌似瘋狂而不像真的選項給騙了——且讓我們這麼說，這名顱骨穿孔術的強烈支持者的腦袋裡，可是裝了非常有趣的想法。

○ 中央神經系統具備足夠血液的話，可是比你的醫師更好。

○ 每天吃一份沙拉。

○ 重力是敵人，成年人是它的受害者——社會是它的疾病。

○ 我的問題是，如果成年人腦袋裡的血液太少而無法理解事物，那要怎麼對成年人解釋他腦袋裡的血液太少，所以無法理解事物。

○ 我認為嚴重的成年案例，在術後反思期間，可能會立刻出現抑鬱現象。

○ 我認為把不必要的文字換成顏色，同時留下少數作為訊息溝通使用，是很好的想法。

○ 以上皆是。

答案：以上皆是。這名看似瘋狂的男孩，而且就算是這樣富有洞察力，也許，他還有機會成為我們這些非常棒的存物。

·第二部·

# 就是
# 噁心你

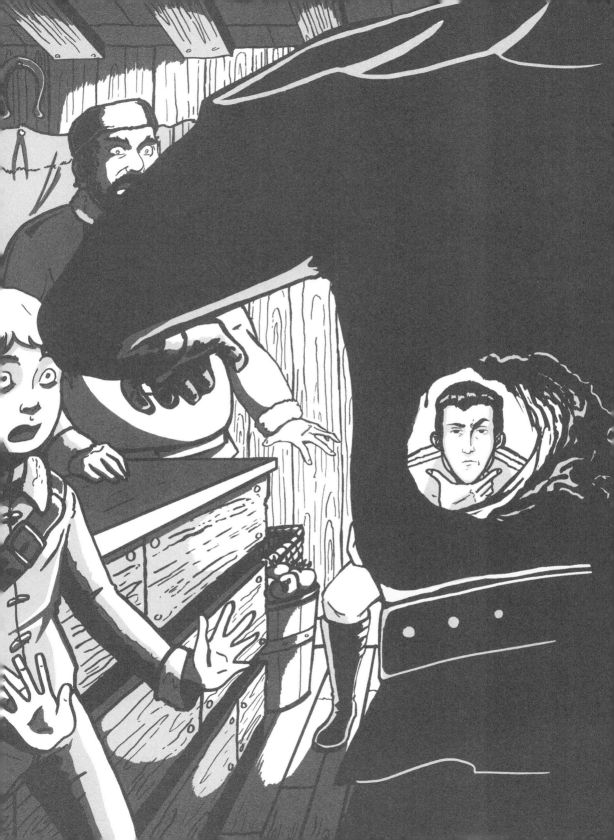

對，你沒看錯，
上一個單元並不噁心，請繫好安全帶！

宴席開，請吃木乃伊

聽說大便思樂冰很好吃

需要配上你的體液嗎？

來杯尿正好

哎呀，它從你肚子的洞口噴出來了！

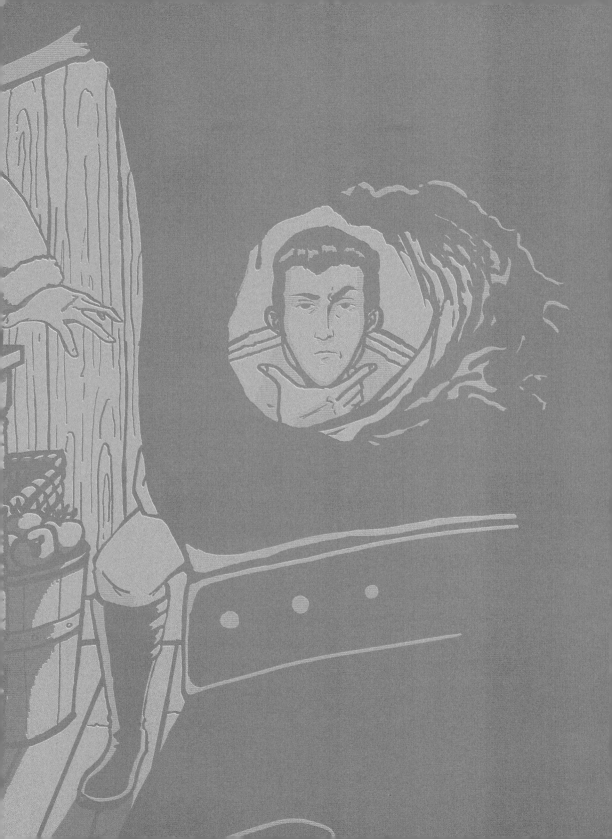

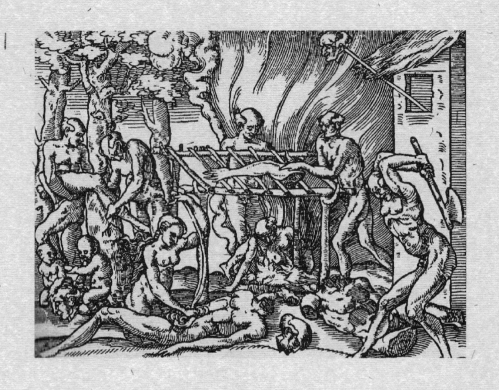

# 木乃伊藥方及其他

❧

## 吃人可不好。

❧

通常我們會試著娓娓道來，再蹦出驚奇一擊到你身上……呃，我是說結論。但這一次，我們要先說結論：別吃你的朋友、你的鄰居、你的教區教友，誰都不行。我們保證，這沒用的。

## 一咬定情

　　用不著我們告訴你，吃人通常是不被接受的。當然，我們最後都通融了人魔漢尼拔，但是面對結合了安東尼·霍普金斯及麥斯·米克森的魅力，我們還有什麼選擇啊？

　　除了漢尼拔，現今並沒有太多關於我們是否該吃人肉的道德爭論。這算是一種共識，認為這有點低劣，而且基本上沒有意義。然而，就像我們現在了解到的大部分事情是全然可怕的觀念一樣，人類得要試著同類相食一陣子，才能對此得到真正有見識的意見。而且，我們的祖先為了用藥**就必須**互相嘗試，光是這個理由，他們有時就會試用所有東西了。

　　我們不見得（或很經常）說要吃掉整個人，只需要藥用部分！例如說，羅馬人先試用人血，看看它是否有好處。明確來說，他們飲用角鬥士的鮮血來治療癲癇，等到這被證實無效後（驚不驚奇？），便改而食用他們的肝臟，而且大概沒有搭配蠶豆，甚至連杯好喝的奇揚地紅酒都沒有。

## 為神食人

　　因為宗教或聖靈原因而食用人肉，可追溯到非常久遠以前。阿茲特克人獻祭生人，以崇敬神，而作為儀式的一部分，還會食用一些獻祭者的器官。

　　在歷史上，也有不同民族相信吃掉另一個人，可以繼承對方的特性，像是吃掉敵方戰士的屍體，可獲得他們的勇氣。而當死刑遠遠不夠時，也會以食人肉作為懲罰。早期的部落文化中，有些相信死後的靈魂會存留在屍體三到四天，如果在這個期間內吃掉敵人的屍體，就可以阻止靈魂升天。

對其他文化來說，像在巴西的瓦里文明，食用族人的屍體是崇敬其精神的神聖任務，這項做法一直進行到一九六〇年代。

## 食人主義重出江湖

到了十六世紀，醫療目的的吃人肉行為在歐洲重現，並變成一種風尚。基本上，有些人看到古人認為食人肉有益，便思考這是不是出自某種潛在的醫學原因。這些學術型人士對解剖學沒什麼真正了解，決定查明人類屍體的器官、骨頭、血液等等，究竟能不能作為藥物。

聽到這裡，你的眉頭應該已經皺到導致偏頭痛的角度了吧？不管多麼慷慨接受古老部族的作為，但怎麼會有人不顧邏輯，直接跳躍到醫療目的的同類相食？它不像聽起來那樣瘋狂。呃，**其實就是**，我們可不要忽略這一點。不過，有三個理由讓人們開始接納這個奇異行為。

### 賈斯汀 VS. 席妮

**賈斯汀**
席妮，我絕對不想死，但要是我死了，我……

**席妮**
賈斯汀，別說了。

**賈斯汀**
不，小席，打從上個段落之後，我就對這件事想了很多，如果我比妳早死……我要妳吃掉我。

**席妮**
我不想談這件事。

**賈斯汀**
要答應我，妳會好好調味我，不浪費一絲一毫，即使是屁股。我深深認為，我的屁股可是好吃得很呢。

首先要了解的是，當時「精神」的觀念是如何理解健康的重要部分。精神或許看不到，卻被認為是位於身體內部。這（可說是）推論出，吞噬他人精神是維持自身精神的好方法。

　　另一個有助益的因素是，當時流行順勢療法。儘管順勢療法本身並不建議同類相食，卻的確包含「以毒攻毒」的觀念。在這種情況下，人們可能會斷定治療頭痛的良方就是吃別人的頭。嗯，更精確地說，是吃頭顱，總之，就吃一點。

　　要了解的第三個重要觀念是，當時普遍相信萬物都有預定的生命期間——但也可能在用完壽命前就意外死亡。如果有人提前死亡，別人就可以收割這些額外的壽命……藉由吃掉他們。你知道在電玩「薩爾達傳說」，敵人死於林克手中後，有時會拋下心臟嗎？大概就像這樣，只是你永遠不會看到林克煎伽農的腹脇肉。

　　話雖如此，不太可能有人樂於殺人，只為了嘗試這種奇異的治療（即使有，他們也不會笨到留下證據），而盜屍也是高風險的職業。找到保存良好同時不會有人在意你吃掉它的屍體，那可是個大挑戰。然而，當歐洲人發現木乃伊後，答案就隨後而至。

## 對，我們準備吃木乃伊

　　到了中世紀，歐洲人有一段期間不斷意外發現埃及木乃伊這種保存良好的屍體，在還沒計畫要怎麼處理時，就把它們挖了出來。當然，可以賣掉它們，作為玻璃櫃的珍奇展品，你可以在客廳豎立一具木乃伊驚嚇鄰人的孩子，但然後呢？直到二十世紀時，我們才真的開始科學地研究木乃伊。在這之前的

年代，它們就只是……存在著，所以何不試用它作為藥物。

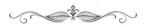

## 席妮的醫學角落

這整個食用木乃伊的時尚可說來自一種古怪的理解。事情是這樣的，中世紀的穆斯林醫藥會使用像瀝青般的樹脂作為一種萬靈丹，它的阿拉伯語是「木米伊」，後來西方世界也跟著採用，稱它為「木米亞」。在十二世紀，亞洲進口的木米亞供應減少，根據當時的歷史記載，商人開始到處找尋類似的替代物，因為這種黏稠的塊狀物可是熱銷物品。結果發現，埃及木乃伊本身也有一些黑色黏稠物，而且兩者的名字聽起來也很像，隨後的翻譯混淆造成「木米亞」被用來稱呼從埃及木乃伊身上刮下的黏稠黑色物質。從此之後，「木米亞」順其自然變成從木乃伊身上而來的黏稠物，而先前認為瀝青具有的所有醫療特性，現在變成和碾碎的古老屍體有關。

木乃伊的皮肉極為乾燥易碎，但不知為何，這被視為良藥的證明。木乃伊的身體被挖起，研磨成粉末，再加入各種酊劑。每一個稱職的藥劑師都會有一罐待售的木米亞，因為這藥方從痛風、癲癇、出血到血栓等等全部適用。

## 立等可得的木乃伊

我們到底讓多少具木乃伊陷入這樣極其不光彩的最後安息呢？唉，多到讓木乃伊供應鏈出現了嚴重問題。木乃伊來源有限，不是每個人都能接近金字塔或考古學團隊，於是價格開始高漲。木乃伊的售價最高漲到一磅重就要五先

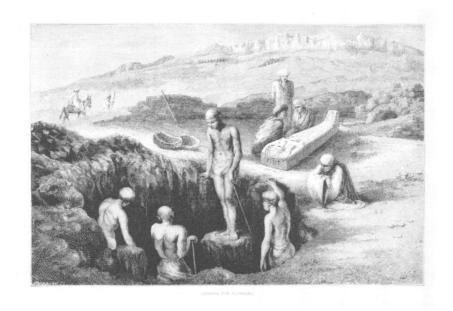

令，這在十六世紀是相當大的數目。（如果你最近看到有這種價格的木乃伊，記得買一具。哎呀，買兩具，一具寄給我們。）

　　我們無法滿足的食用木乃伊的欲望，導致一些人嘗試速成木乃伊。到了某個時期，有人想出小批切片即食木乃伊的主意。年輕力壯便去世的男女會被放置在蜂蜜和藥草的混合物中迅速保存，試著產生木乃伊固有的藥用物質。

典型的菜鳥錯誤：你搶不到了不起的木乃伊，倒是可以退一步找麥乃伊，搭配薯條，但想得到真正好處，就需要Ａ級乾式熟成木乃伊，就像老奶奶常使用的那種——說到這一點，奶奶，妳覺得怎麼樣呢？

這些速成木乃伊（不道德地）被當成真正的古代木乃伊來販賣。

「我不宣傳任何產品，我必須慎重對待自己的品牌。所以，當我說國王滴劑是市面上以顱骨為主要成分的最好頭痛療方時，你大可以相信我。現在，顱骨成分占百分之五十以上！」

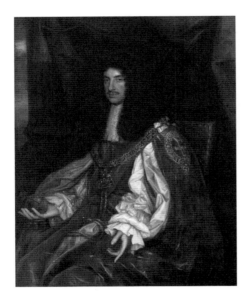

## 解構木乃伊：服用部位與時間

所以，醫療性質的吃人肉到底可以治療什麼疾病和病痛？一言以蔽之：完全沒有。那麼，當時是**認定**它對什麼有效果呢？各式各樣，端看食用的部位而定。

### 木乃伊皮肉

防腐的人類皮肉碾碎後放進酊劑，可用來止血。或相反地，用來去除血栓。（請注意：當一種療法聲稱有兩種截然不同的效果時，就該懷疑了。）這物質同樣也被認為有助於治療咳嗽以及經痛。據說木乃伊的效果最好，但任何皮肉也都同樣有效（意即：一點也沒用）。

### 新鮮血肉

如果沒有木乃伊，起碼還是可以藉由新進捐贈者來製藥。一項特別的處方是，取得二十四歲（不能多也不能少）紅髮男人屍體的血肉，同時死因不能是病死，必須是暴力致死。屍體切成厚塊，加上沒藥、蘆薈，然後浸泡在酒中

數日。這就會產生……呃，不管會產生什麼，總之它應該對癲癇有益。也就是說，要是很難找到倒楣的紅髮傢伙來快炒，也可以嘗試以別的東西吃掉他。

另一道處方建議搗碎一顆人類心臟，每天空腹服用少許，以治療……暈眩，但願這是**非常嚴重**的暈眩。

如果有嚴重瘀青，由屍體製造的貼布可以徹底化瘀。


顱骨和骨頭

一般而言，人類顱骨比整具屍體稍稍容易尋獲，所以發展出只需要古老顱骨的用途。顱骨研末入藥用來治療頭痛和癲癇；也可以把顱骨磨粉混入巧克力，服用治療卒中，卒中是舊時通常用來表示腦出血或中風的概稱。

查理二世是採用顱骨入藥的愛好者，甚至擁有自己的名牌藥物「國王滴劑」，這是由顱骨粉末混合酒精而成。

（順帶一提，查理二世不是唯一以人類遺骸入藥的皇家成員。事實上，一百年之前，法國的法蘭索瓦一世便已跟上潮流，腰囊中隨時攜帶木乃伊藥方。）

正如大部分的藥物，不是所有顱骨都天生平等。如果找到長了苔蘚的頭顱，那你手中就有了功效更為強大的藥物。事實上，長在入土顱骨上的苔蘚可以取下，本身就可以作為藥物。這種苔蘚有一種特定的名稱，叫做「松蘿」，據信對治療癲癇及流鼻血都很有益處。


嚼食脂肪

人類脂肪的使用更加受限，因為它可能有點難以取得——需要保持良好的新鮮屍體。不過，我們的確看過人們會使用浸在人類脂肪的繃帶以增進傷口癒

合。它也會被塗抹在有痛風、關節炎或風溼病問題的皮膚上。

### 確實嗜血

拜《暮光之城》、《夜訪吸血鬼》、《吸血鬼也瘋狂》等電影之賜，喝人血的觀念可能就沒那麼讓人震驚。隱藏在這所有吸血鬼故事底下的是，真人飲用真實人血來了解人血作用的傳說。應有的「療效」是源自血液賦予更多生命力的觀念，會讓人健步如飛，再次綻放青春。

既然血液被視為對活力有好處，喝的愈新鮮就愈好。而且，愈年輕、愈健康，以及（就在你覺得這句話不會再更噁心時，還要加上）捐贈者愈童貞，愈好。

看在老天的份上，能不能有人發明咖啡呀？

在中古時期執行死刑時，人們會站在斷頭臺賄賂劊子手，趁行刑完給他們一杯鮮血。如果採用砍頭，渴求一些活力朝氣的人，就會力求盡可能靠近，以便張開嘴巴⋯⋯承接濺血。如果這聽起來有些粗野，或許可以慎重自帶杯子，再把鮮血帶回家——按照一六七九年聖方濟會藥劑師的處方——做出好吃的古早味鮮血果醬。

這個做法也造成部分窮人賣血掙錢。當然，現今急需啤酒的大學生會用血漿來換錢，但這做法很可能不是讓有錢老人直接從他們手臂上吸血。放血療法在這個時期也蔚為風尚，所以有額外的誘因讓放血人抽出比需要更多的血液。多餘的血液會裝在罐子裡，陳列在商店櫥窗廣告銷售。

最後，如果沒人死，你又不想殺人，也買不起鮮血——但是你真的很需要再次感受到青春——如果想要的話，總是可以去喝經血，全看你決定。

## 現今依舊？

呃，現代世界多數人顯然對同類已失去胃口，而最為接近把食用血肉當作藥物的大概是，近來服用胎盤以對抗產後憂鬱的潮流。

開發中國家有一些偏遠部落文化仍在吃人肉，但大多是因為宗教理由，而不是傳說中的醫療益處。

現在也沒有人食用木乃伊了，除非有人找到以木乃伊讓iPhone充電的方法，不然我們最為珍貴的自然資源會是安全無虞的。

## ·神奇萬靈丹·

# 汞

各位先生、女士，讓我們來認識你們的金屬好鄰居——汞（水銀）。它的化學符號是Hg，原子序八十，閒時喜歡學烏克麗麗。它是自然界第三重的元素，僅次於金和鉑（如果不會讓人超級混淆，也可以說它拿到銅牌）。

它也是室溫下唯一呈液態的金屬，這表示，它玩起來真的很好玩，玩起來也真的很危險——而我們……我們應該先說第二部分，是不是？

汞對包括人類在內的大部分生物都有毒，暴露在汞底下會造成廣泛不同的症狀，從呼吸困難、喪失手眼協調，到「嘴巴有金屬味道」，最後一點似乎不證自明，這樣說當然也行。

看到金屬酷物在桌子上周轉，看起來的確很像魔法，難怪人們會認定它擁有魔法的治癒屬性。我們把這玩意兒塗抹在所有東西上，希望水銀能分享一些它的神奇魔法給苦於病痛的病人。

不劇透，但我們終究還是發現到汞對人體非常不好，而且可能應該要更早一點體認到這一點，只是汞中毒症狀非常廣泛多樣，經常被誤以為是原本用汞來治療的疾病又復發了。

這些疾病是什麼呢？哦，夥伴，放輕鬆點兒。

## 醫療用途

### 死亡

中國四世紀的煉丹術師葛洪以汞為基礎製作出丹藥，認為它可以讓人延年益壽，甚至長生不死。不止於此，葛洪還認為可以把汞塗抹在腳上，就能水上飄，或是混合蔓越莓汁，就可以幫助老人更多子多孫。他對汞很狂熱。

### 梅毒

開始嘗試以汞來治療梅毒，可追溯到十四世紀，這在一個出現諺語「一夜維納斯，一生伴水銀」的時代是很常見的療法。有歷史證據顯示，水銀治療後消除了梅毒；但也有證據指出，梅毒毫無緣由就獲得緩解。無論如何，別這麼做。記得嗎？汞對人體不好，我們現在有真正對症下藥的藥物。

### 溫度

自從一七〇〇年代早期，丹尼爾‧加布里爾‧華倫海特研發出技術後，水銀就一直被使用在玻璃溫度計上，而現今，水銀溫度計已不常見。

### 蛀牙

牙醫使用牙科用汞合金來填補蛀牙達一百五十年之久，而汞就是這種合金其中一個成分。美國食品藥物管理局（FDA）表示，牙科用汞合金很安全，其中的汞含量遠低於可能對人體造成危險的程度，別理會網路上流傳了怎樣可怕的故事。

### 憂鬱

在一八〇〇年代，醫師使用「疑病」作為一種診斷總稱，或至少用來描述幾種不同疾病。其中一種就是憂鬱症，這種特別的疑病曾促使還未當上美國總統的林肯尋求治療。林肯開始服用稱為「藍塊」的小藥丸，其中主要成分就是汞。報導指出，他當時的行為反常，有些歷史學家把它歸因為汞中毒。

### 感染

有一整個世代的手術室呆子記得音樂劇《吉屋出租》的每一個字，卻又不夠老到知道紅汞英文mercurochrome的直譯為什麼是汞鉻。這是因為上述的消毒劑雖然在世界許多地方都可取得，卻在美國及後來一些國家中禁止使用，說是其中有汞成分……呃，算是啦。

在一九三八年，FDA評定一些使用多年並無不良影響的醫療方式為「普遍認為安全」，往往被稱為紅藥水的紅汞就在其中。這表示，基本上雖然沒有經過安全性測試，但它似乎非常安全。FDA在一九九八年撤除這個名稱，所以要把它列為安全，需要有公司前來支付測試費用。不過當時，已有許多更有利潤和成效的消毒劑，就沒有人想要出錢測試紅藥水，因而它便被默認為禁用了，可憐的紅藥水。

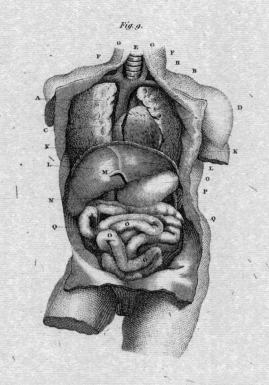

Fig. 9.

# 胃洞兄弟情

—◦◦❧◦◦—

愛情可能在意想不到的環境綻放，
即使是在人類胃部的酸性內容物裡。

—◦◦❧◦◦—

好，或許說愛情是太誇大了，這卻是《怪誕醫學》中所能找到的浪漫。讓我們來介
紹威廉·博蒙特醫師，他伸手擠進一名健壯毛皮商人的獵槍傷口，找到醫學史上最
難以置信的友誼。

在一八〇〇年代之前，消化過程仍屬於神秘領域，醫師對於它的運作方式意見分歧。一個陣營相信它純粹只是機械過程，意指食物被丟進胃腸後，逐漸軟糊變小，直到無法辨認，耗盡所有養分。另有一派認為，化學物質參與了這段過程——問題是，沒有人知道這些化學物質是什麼，又在哪裡。

這項爭議只能藉由密切監測消化過程來解決，這需要觀察食物經過整個消化道的狀況。這不在人身上割出小洞，是很難辦到的，而這麼做，也幾乎不可能不讓人喪命。因此，對真相的追求始終延宕不前，直到一八二二年，博蒙特醫師在一處血流滿地的商棧，發現了答案。

## 博蒙特醫師⋯⋯

博蒙特醫師一七八五年出生於康乃狄克州，並沒有接受我們所認為的傳統醫學教育⋯⋯甚至連一門都沒有，但這絕非說他是江湖郎中或騙子。在當時，許多醫師靠著觀察幾年醫師的「底下學習」來展開醫療生涯，是很常見的事，博蒙特也是如此。以通俗的話來說，這表示要撰寫許多讀書報告。在一八一一年，博蒙特展開一年的學徒期，而一八一二年的戰爭成了它的期末考，這場戰場給予博蒙特許

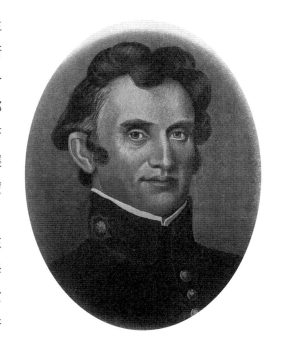

多外科助手及後來擔任軍醫的工作訓練。

到了一八二二年，他駐紮在休倫湖北端的麥基諾島。麥基諾在美國獨立戰爭中，原是英國人建立的，在一八一二年的戰爭中成了幾場戰役的地點。但十年後，它變成一個和平的毛皮交易中心。更重要的是，這是個孤立的地點。

## ……遇見聖馬丁先生……

亞歷西斯・聖馬丁是法裔加拿大人，他行走島上蒐集毛皮，再賣給美國毛皮公司。毛皮商人常被視為粗暴野蠻，把時間都用在賭博、喝酒和打架上。大多如此，聖馬丁也不例外。我們可以假設，在正常情況下，他和博蒙特醫師永遠不會相逢──更別說是展開對話。

然而，對聖馬丁來說不幸的是，他的人生境遇就要變得難以置信又難受地異常。

## ……以及他的腹部傷口

在一八二二年六月，幾名顧客把玩一把裝了子彈的獵槍，就跟槍枝安全官員警告的那樣，它意外走火。聖馬丁剛好在錯誤的時間，出現在錯誤的地方，他只距離槍口三呎。一把鉛彈射破他的腹部，穿透兩根肋骨、左肺葉，以及對我們的故事最重要的是，造成胃部開放性傷口，他的早餐立刻溢出。

博蒙特抵達後見到這可怕場景，立刻了解到他的病人生存機會渺小。而且，博蒙特也不能指望請求支援，因為他是麥基諾島上唯一的醫師（記住：孤島）。他盡全力搶救聖馬丁，移除了肋骨碎片，把肺葉擠回原處，清除傷口，

塗上膏藥協助癒合。

然後，兩人開始等待。

接下來的六個月，聖馬丁在博蒙特身邊努力地存活下去。傷口（不可避免地）感染了，博蒙特盡其所能清理傷口，嘗試較新、較無味的膏藥。後來，聖馬丁的傷勢發展成肺炎，博蒙特採行醫學上最古老及最經常無效的其中一種療法作為應變：放血。

博蒙特在無計可施的情況下，甚至一度使用催吐劑（讓人狂吐的東西），以平衡病人的體液。嘔吐物卻沒有完全按計畫出現……而是從胃部的傷口出來。你可能已經猜到了，但我們不想冒險讓任何人少了這番心中影像。

博蒙特多次嘗試縫合傷口，卻很難讓它閉合，更難保持清潔。博蒙特陷入傷口打開、感染、再縫合的循環中，直到聖馬丁決定自己終於受夠了。最後，傷口就留在那裡。


## 有點噁心的復原之路

再過了六個月左右，透過直腸施用營養方案的協助下，聖馬丁終於逐漸康復。只是，還是有一個小問題——他胃部的傷口仍舊癒合不了。他終於可以再度吞嚥食物，但除非一隻手捂住腹部，他（更不必說在他附近的人）在用餐時間可是一片狼藉。

他的肚子的確有一個洞連接胃裡和外面，同時管壁也閉合了，這種現象就是現今的慢性胃瘻管。把他的胃想成紐約市，而外在世界是紐澤西，再想像林肯隧道穿過腹壁，這就是瘻管。

儘管腹部產生這塊新的基礎建設，聖馬丁仍恢復良好，不再需要優秀醫

師經常的醫療關注。問題是，他就是沒辦法回到原有生活。即使身體健康，划船渡湖、剝除獸皮都仍算是費力的工作，現在還加上消化管出現一條快速道路，這情況已逼近「自殺」。

聖馬丁將之視為困境，博蒙特卻看到了機會。他提供這位毛皮商人新的工作機會，充當他的雜工，也就是在他的地產上生活、工作，做好醫師要求的任何怪異雜活。其中最怪異的工作始於醫師要求聖馬丁讓他對胃瘻管進行實驗，以解開人類消化道之謎。

我聽說過許多雇主和員工的不當關係，但這個……這真的算是，對吧？

「哦，那個嗎？那是亞歷西斯，他就是……到處幫忙。你知道，他會做一點打掃，整理我的稅務文件。就是這樣……呃，有時我會伸手進入他的肚子到手腕深度，像老寡婦停電時摸索舊物抽屜的手電筒那樣，翻查他的器官，但除此之外，全是公事公辦。」

聖馬丁剛開始並不情願，害怕舊疾復發後他再也無法康復。只是，經過一年的勸說，他終於屈服在博蒙特的懇求之下。

## 肚子實驗

博蒙特展開一連串相當直接的實驗，他會拿一口大小的食物，用線綁起來，再把食物塞進聖馬丁腹側的洞。他會把食物留在那裡一陣子，再移出檢視。他十分細心地記下，不同的食物及留在胃裡時間的長短會怎樣影響結果。

感謝博蒙特嚴謹的科學精神，我們知道第一輪——或說「第一道」，如果你想這麼說的話——包括生的鹽漬瘦牛肉、生的鹽漬肥豬肉、生牛肉、鹹豬肉、久放的麵包和生的高麗菜。

除了食物實驗，博蒙特也採取胃液樣本，測量一日不同時間及消化過程各個期間的胃部溫度，以便嘗試在外部重現胃部環境。我們無法親自詢問聖馬丁，但他很可能會說這種感覺「非常非常不舒服」及「〔嘔吐聲〕」。

這個原本設陷阱捕獵的獵人忍受了這一切大約一個月，加上他又再次覺得加拿大不錯，於是就回家了。

聖馬丁不是那種會讓無法治癒的傷口來限制住自己的人，他到各處找零工，建立家庭，每晚都和妻兒一起用餐，而他的手就蓋住腹部。

另一方面，博蒙特在他那部分的友誼中，顯然沒有達到同樣的結束程度。

## 希望你回來

博蒙特以身為外科醫師和軍官的職責，仍持續寫信給聖馬丁，懇求他回來，這樣兩人就可以繼續實驗。這不僅僅是一個好機會，更能夠提升盤據在博蒙特心中的醫學科學。這樣是很不錯，但對這位倉促受訓的外科醫師來說，聖馬丁也代表取得正統，這將會確保他留下傳承，支持未來幾年的家族財務。

他不能放過這個機會。

## 歡迎回家

聖馬丁得到養活妻兒的金錢承諾，勉強同意回去接受醫師照護，順從更進一步的科學探究。這一次博蒙特在科學方法上增加了聖馬丁的野外考察，以便觀察溫度和天氣的變化是怎麼影響胃液。但不全是陽光和新鮮空氣——他開始強迫已經想吐的聖馬丁運動，讓博蒙特得以觀察這樣如何改變胃液的成分及

食物分解的速度。聖馬丁對運動計畫（嘔吐？交叉嘔吐？）的憤怒反應啟發了醫師開啟一系列的新調查，觀察情緒改變對消化的影響。

「好，我們試一試，但我只是要和這個胃洞共存，只是要安然熬過這玩意兒。」
或許，他只以為這可能是一種怪異的裝模作樣。你知道「哦，你得見見我的朋友亞歷西斯，他有個最令人啼笑皆非的胃洞。」不是那麼奇怪，我知道很多人熱衷極度的身體改裝，這就好像在說：「我決定要拉長耳垂，這就是我的選擇。」只是聖馬丁說的卻是：「我想要在肚肚上有個洞，這就是我的機會——哦，老天，咀嚼炸雞就是這樣子嗎？」

　　自始至終，博蒙特都認真記下所有發現。每一口食物、每一滴酒精、日常天氣狀況及內部胃溫，都忠實地複製到筆記本上。這讓現代讀者得以欣賞他嚴謹的科學精神，以及批評別人日常食物選擇的機會。例如說，沒有比起看到聖馬丁在一八三三年十月二十四日吃了「一品脫的卡士達，別無他物」，更讓你對披薩狂歡的感覺良好。

　　儘管兩人的合作有著親密的性質，但個人關係卻愈來愈僵。爭執頻繁造成許多期間失和，這樣的干擾是博蒙特的研究過了如此久才完成的理由之一。博蒙特在一八二九年為整個聖馬丁家族出錢，讓他們過來克勞福德堡陪他，情況稍加好轉。不過，一八三一年一場特別激烈的爭吵導致了一年的分隔。

## 重聚感覺真好

　　兩人於一八三二年重聚時，亞歷西斯留下他的家人。他們在華盛頓特區的旅館住了好幾個月，博蒙特在這裡繼續實驗，他使用不同食物，而部分品項

## 賈斯汀 vs. 席妮

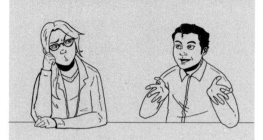

**賈斯汀**

等等，分開又復合？長期待在一個受限的小空間？極為親密的身體接觸？浪漫喜劇我可見多了，知道怎麼填空：這兩人相愛。

**席妮**

不，我可沒這麼說。兩人的社會階級完全不同，甚至連說的話都不一樣。

**賈斯汀**

等一下，我昏頭了。我以為妳陳述的是他們不會互相喜歡的理由，卻聽起來更像是凱薩琳·海格電影的預告片。

**席妮**

不，不像異性相吸。我的意思就是字面上說的，他們說的語言不一樣。

**賈斯汀**

哦，好，我的錯，所以妳其實百分之百描述的是柯林·佛斯在電影《愛是您·愛是我》裡面的角色[11]。

採用不同數量——像是同時把十二個生蠔放進聖馬丁的胃裡。

或許這是最後一根稻草，因為聖馬丁終於決定兩人的特區聚會是最後一次。他們各自回到自己的家庭，就此過了餘生。博蒙特持續寫了好幾年的信給聖馬丁，懇求、賄賂及哄騙，希望他回來進行更多實驗，但徒勞無功。

博蒙特在一八三三年出版了他的發現，根據多年來藉由聖馬丁的胃部所蒐集的結果，確實證明消化和胃液有關連。他繼續醫師生涯，聲望比過去更盛，一直執業到一八五三年去世。而他現在仍舊以「胃生理學之父」，存留在人們心中。

聖馬丁則未再和博蒙特見面，他有段期間參加了賣藥巡迴秀，作為人類怪奇展示，群眾的

---

11. 柯林·佛斯在這部電影中飾演一個英國作家，到外地療情傷，結識了一名葡萄牙女管家，兩人語言不通，卻互相吸引。

反應則是敬畏和厭惡兼具。當人們對此失去興趣後，他終於能夠回到毛皮生意，最後成了農人。他帶著瘻管就這樣活到八十三歲高壽。

儘管聖馬丁在博蒙特去世前的二十年間，都拒絕回應對方的邀約，兩人的關係卻有一個讓人較為心滿意足的結局。在一八五六年，在參加全國巡迴的賣藥秀期間，他特地去聖路易拜訪了博蒙特的遺孀和兒子以色列，哀悼致意。

## 賈斯汀 VS. 席妮

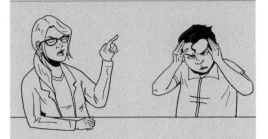

**賈斯汀**

小席，我可以從這裡想到故事畫面。聖馬丁帶著「你覺得呢？看在往日情分上？」這樣的表情出現在博蒙特的兒子面前，那孩子露出「你知道我很難過」，就把他的小拳頭埋在聖馬丁的肚子裡。然後兩人凌空一躍，舉高手擊掌，畫面定格（孩子的手當然還在聖馬丁的肚子裡）。

劇終……

**席妮**

呃……不，不過，亞歷西斯和以色列確實在這次首度造訪中展開友誼，在聖馬丁餘生，兩人持續通信，但是……

**賈斯汀**

席妮，我說了擊掌定格。妳不能在擊掌定格後又加東西，規定就是這樣。

**席妮**

但是……

**賈斯汀**

這是規定。

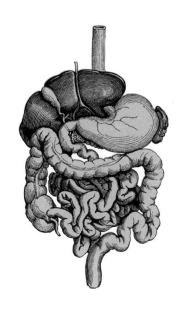

## 那麼，我們學到什麼？

儘管博蒙特的研究為人類消化過程提供了一些線索，卻不見得算是巨大突破。讓醫師熱切脫離文雅人士的一個逸聞？那當然。關於一個男人和友人胃部傷口產生了親密的柏拉圖式愛情等感人的故事？那還用說嗎？但，這不算驚天動地。

幸好，我們用不著再期盼要有嚴重槍傷才能研究肚子了，現在可以採用一種稱為內視鏡的做法，以非常小型的攝影機一窺腸胃道內部。

我們也研發出可以修復瘻管的外科手術方法，這很管用……基本上，就是想像怎麼縫合胃部大洞那樣管用。如果那次致命的槍傷發生在現代，聖馬丁很可能可以繼續從事毛皮交易，博蒙特繼續過他的生活。要是這種想法讓人哀傷，那麼讓我們來告訴你一個趣聞，用來找尋瘻管的檢測叫做「瘻管攝影」，聽起來像不像是百貨公司的樓管有了新職務？

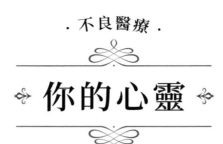

## 你的心靈

在人類歷史的廣大時期上，精神疾病被視為絕症。到了十九世紀末期，我們開始對腦部運作有了非常基本的理解。儘管這在醫學上是相當大的進步，卻也導致同樣巨大的失誤：腦葉切除術。

### 開創者

第一件腦葉切除術是在一八八○年代後期，由一名叫做戈特利布·布克哈特的瑞士醫師執行。他主持一家精神病院，推斷可以藉由移除腦部的某個部分來讓病人鎮靜（提醒一下，不是治好病人）。接受手術的六個病人中，一人幾天後死亡（其實這也算是一種終極鎮靜），而其他人的確變得比較溫馴。儘管布克哈特認為腦葉切除術很有前景，但這項手術卻直到一九三○年代中期才得到認同，這則要歸功於葡萄牙神經外科醫師安東尼奧·莫尼斯。

莫尼斯患有嚴重痛風，這影響到他的手部運用，不過，他沒有讓這件事阻礙他切除人類腦部的夢想。他認為精神疾病是錯誤的腦部連結所造成，並且尋求外科醫師佩卓·利馬的協助，以兩人命名為「腦白質切除術」的手術，即切除腦部腦白質連接組織，來證明這個論點。

## 治療方法

莫尼斯和利馬的第一個受測小組共有二十個病人，具有焦慮、精神分裂、憂鬱等症狀。利馬首先注射乙醇到額葉，使得……呃，嚴格來說，這徹底把額葉弄得一團糟。他們後來研發出一種線圈來切斷腦白質纖維，這不僅僅更為準確，對二十一世紀早期讀者來說，更是絕佳的噩夢刺激物，真是方便呀。

在第一批接受手術的二十名病人中，莫尼斯聲稱有七人病癒，七人有所改善，而六人沒有變化。

從最後一點就可以看出，他們進行這件事時有所編造。利馬，你是說真的嗎？六人沒有變化？我們是沒遇過這種事，但絕對可以保證如果有人把思考部位切成小塊，一定會有動靜。或許會開始分不清楚藍色和黃色，或認為美國喜劇演員「胡蘿蔔頭」歇斯底里，卻絕對不會毫無損傷。

腦白質切除術成為一時潮流，被譽為奇蹟療法。事實上，莫尼斯因為發明了這項手術而贏得一九四九年的諾貝爾醫學獎。

## 如何運作？

呃，非常糟糕！美國神經科醫師華特‧費里曼及詹姆斯‧渥茲改善了這項手術，開始使用「額葉切除術」的名稱，讓它變得更為駭人。可以這麼說，在費里曼創新的意外轉折中，醫師用一種近似冰錐的金屬器具，鑽進病人眼球上方的眼眶，然後扭轉切斷腦部額葉的連結。雖然它是用來減緩妄想和焦慮症狀，

卻讓許多病人處於痴呆狀態。然而，這卻沒有阻擋費里曼更加……用力推展腦葉切除術。

費里曼本人對兩千九百人施行了額葉切除術，其中包括十九名兒童。他會為媒體進行額葉切除術，有時會同時插進兩支冰錐，炫耀他雙手並行的能力。在其中一次展示過程中，病人當場死亡，但費里曼幾乎毫無停頓，就繼續處理下一個病人。

如果這樣還不夠令人作嘔，那值得一提的是，費里曼的手術有四成是施行在完全健康卻剛好是同性戀者的病人身上，以「修復」他們的性取向。

最後，謝天謝地，輿論強烈抗議額葉切除術的影響，使得這項手術失去了人心。

## 不能算是趣聞

在費里曼徹底放下冰錐之前，他甚至在一九四一年為羅絲瑪麗・甘迺迪施行了額葉切除術。羅絲瑪麗是美國前總統甘迺迪的妹妹，接受手術時只有二十三歲。當費里曼為她做完手術，她失去自理能力，大小便失禁，無法說話和行走。這場有可怕風險並且讓人元氣大傷的手術是想要修復什麼？答案是：情緒波動劇烈和學習障礙。

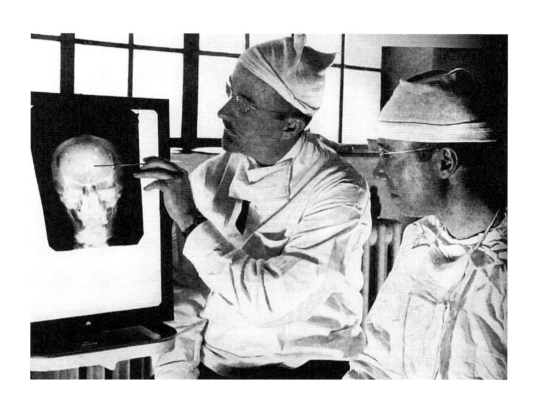

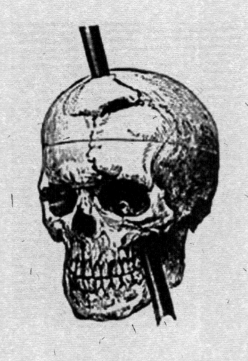

# 大難不死的費尼斯‧蓋吉

❖

孩子們，快過來，外科老爹要說故事了。
西希加，放下老爹的舒緩飲，這不是給小伙子喝的。

❖

小朋友們，我們休息一下，先不理這些醫學史了，聽我細細說來費尼斯‧蓋吉這個人的故事。他生於一八二二年，是新罕布夏州格拉夫頓郡傑西和漢娜‧蓋吉夫婦所生的五名子女中的老大。他的傳說或許聽起來很誇張，但我向你保證，那全是真的——就跟我的名字叫艾賽克‧史提爾頓‧外科一樣真。

在讓他出名的這場意外發生之前，蓋吉是個健康的年輕人，非常魁梧結實，就跟你的表弟漢克斯一樣。我們甚至有來自他的家庭醫師哈洛醫師的證據，哈洛描寫他是個「極其健康、強壯有活力的年輕人，二十五歲，性格緊張易衝動，身高五呎六吋（一六七公分），意志力和身材同樣結實堅定，肌肉系統的發展出奇良好——從孩童時期到受傷當日，幾乎沒有生過病」。

他沒有受過良好教育，所以運用體力來增強本錢，但容我告訴你，這沒什麼可恥。他在哈德遜河鐵路公司的鐵路工地工作，最後當上了爆破工頭。

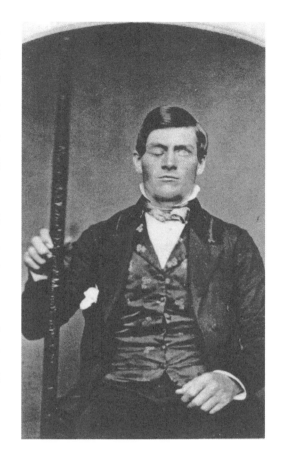

## 一點小火花

一八三八年九月十三日，費尼斯在佛蒙特州卡文迪許鎮努力工作，協助建造拉特蘭市到伯靈頓市的鐵路。他已在岩石上鑽好洞，填充了火藥和雷管，只是還沒有填入沙子。不過，他還是把它填實了，我不太清楚沒有沙子這麼做是否恰當。

不管怎樣，他使用了一根三呎七吋長、十三點二五磅重、直徑一點二五吋（長約一一〇公分、重約六公斤、直徑約三公分）的鐵棒來填洞。聽起來像是老爹太仔細描述這根鐵棒的尺寸了……呃，很快這就變得非常重要。

好，孩子們，我料想你們從來沒有做過類似爆破工頭的工作，就讓我們來說明一下這項業務。

為了建造鐵路，必須炸掉鐵路預定路線上的東西。要辦成這件事，得先在岩石上鑽洞，再把火藥和雷管放進洞內、填上沙子，然後用一根大鐵棒填實。你猜對了，這根棒子就叫做「填實棒」。等一切都鋪實填好，就點燃雷管，快跑。要跑得像被擠奶女工偷了幸運幣，而追著她跑的牧場工人一樣。告訴你，就是要跑得這麼快，可能還要一邊大喊：「爆破！」之類的話。

（插一下話：蓋吉有時會使用自己訂製的填實棒，不過這一根倒不是。這一根是為喜歡棒子一端逐漸變細的人製作的，被他借用了。蓋吉很走運，拿的是這樣一端變細的棒子，但看看我，又說過頭了。）

不幸的是，蓋吉借來的鐵棒在填實過程時敲到岩石，引起火花。好了，如果你是想在電視實境秀《倖存者》上贏得豁免權，這倒是個好消息。但是蓋吉的火花沒有落在實境秀主持人傑夫．普羅布斯特給他的椰子纖維堆，而是掉在火藥上——於是就爆炸了。

鐵棒像火箭般射出，直接穿透可憐的蓋吉先生的頭部。它從蓋吉眼睛左下側穿入，經過後面部位，再從頭頂穿出，最後鐵棒在八十呎（約二十四公尺）外尋獲，上面沾滿鮮血和腦漿。

然後，他就死掉了。

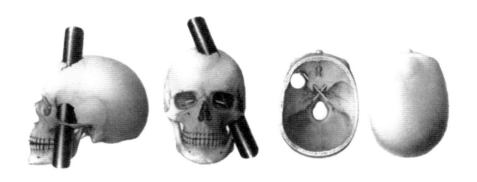

## 他沒死

不，不，孩子們，回來回來，老爹只是在跟你們開玩笑。這樣就不太算是故事了，對吧？我是說，除了作為勸人要非常小心對待填實棒的警世寓言以外，這故事還有其他價值。

在那根卑鄙的鐵棒穿透他的頭部之後，蓋吉倒地，抽搐了一陣子，然後又坐起來。他甚至和聚集過來的人群說話，聽我說，那些群眾可是從來沒這麼驚訝過。有人載他返回他下榻的旅館，信不信由你，蓋吉一路上都很警覺清醒。

最後，終於有人找來醫生，當艾德華·威廉斯醫師到達時，發現蓋吉坐在門廊，以下是醫師當時記下的病例陳述。

「我驅車抵達後，他說：『醫生，這件事夠你忙的了。』從馬車上下來時，我先是注意到他頭上的傷口，腦部脈動非常清楚，頭頂看起來有點像是倒置漏斗。」

醫師是科學人士，所以他剛開始不見得相信蓋吉，所以蓋吉決定打出王牌：

「蓋吉先生起身嘔吐，嘔吐作用壓迫出半杯的腦漿噴濺在地板上。」

 這可真是吵贏的好方法，對吧？

威廉斯醫師去找了蓋吉原本的醫生哈洛過來協助，哈洛後來描述這整件事「真的太了不起了」，而這不正是有醫生的好處嗎？

所以才剛順道合作的威廉斯和哈洛，剃光蓋吉的頭髮，移除血塊、碎骨和大約一盎司（約二十八公克）的腦漿，然後用繃帶粗略包紮整個區域，以及臉部和手臂上的灼傷。

不可思議的是，蓋吉似乎依舊沒事。他還不太想見朋友，但說幾天後就可以回去工作。

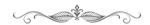

## 席妮的醫學趣談

現今我們已經比較擅長對抗感染，只是不管處於什麼世紀，黴菌性腦膿瘍都算是嚴重狀況，即便採用靜脈注射藥物，也很難穿透黴菌物質包圍的區域。而產生效果的藥物因為各自的副作用，可能具有相當毒性。我們最常使用的藥物之一是amphotericin B（兩性黴素B），但在醫學界它常被說成amphoterrible（兩性恐怖素），這樣應該就可以讓你明瞭它多有趣了。

## 康復路漫漫

當然，這件事並沒有發生。事實上，蓋吉就要面對一段漫長而艱辛的復原過程。記住，這個時代是在時髦的消毒技術和抗生素問世之前，哎，我們甚至沒那麼常洗手。因此，一點也不意外的，蓋吉的受傷部位出現黴菌感染。腫脹、滲液及整體發炎，加上占據空間的真正黴菌孢子，導致腦部傷口鼓脹，眼球也稍稍突出臉部。還真可愛。

就當時的醫學人士來說，哈洛醫師對這一切所做的處置似乎很好，像是必要時，傷部保持開放、引流，甚至割開出現在他臉上並且妨礙復原的膿腫。就那個時代來說，這些技術相當先進。如果列出蓋吉和死亡擦身卻能倖存的理由，第一個位置可能要由哈洛醫師和老派說法「天意」來競爭。

好，抱歉，在席妮說完後，我又加了一個邊欄。我們的版面配置人史考特可能覺得他快出現顱內黴菌感染了，但多了「腦部抗黴藥物的酷俚語」是不是正式讓我老婆把「趣聞」的定義延伸到極限了呢？我認為的確是。

到了十一月，蓋吉的恢復狀況已足以返家，甚至一次可以在農場工作半天。然而，他回歸簡單生活的期間很短暫，因為醫學界其他人士開始注意到他。他受邀到哈佛，讓那裡的醫師好好撥弄他，或許再親自確認他的離奇故事是否真實。

## 蓋吉的哈佛之路

這可能是把病人帶到教學醫院，只為了機會教育，而沒有任何額外的治療或照護的最早期案例之一。蓋吉也投身較少教育意義，但可能比較多收益的邀約，例如他出現在布納姆獵奇博物館，以及美國各地有報酬的多次露面。

然後，就像經常發生的那樣，大眾對頭上有洞洞的驚奇男人逐漸失去興趣，可憐的蓋吉只好找其他方式來養活自己，他先在新罕布夏州的養馬場工作一陣子，後來又在智利擔任驛馬車車夫。他從未借出自己充作異國情調的杯架，我想這為他的尊嚴增添了光彩。

在一八六〇年，可憐的蓋吉開始不時癲癇發作，無法工作，於是回到他家人居住的舊金山；同年五月，蓋吉在這裡死於癲癇併發症，距離鐵棒穿透他的頭部已十二年。現在，他的顱骨和鐵棒在哈佛醫學院的華倫解剖學博物館公開展示。

驚奇的故事說完了，不過費尼斯・蓋吉提供的並非只是餘興節目的歷史：他協助我們了解腦部的運作。

## 真正的蓋吉先生請起立

這個貢獻要回歸到蓋吉發生意外後的行為，有人說，事件過後他變得有點瘋狂古怪。據說，在填實棒讓他掉了一些腦漿之前，費尼斯是個親切的傢伙，工作也很努力，老闆和同事都喜歡他，大家都覺得他是個好人。不過，有許多理由讓人相信，那場不幸的意外直接改變了這一切。當時的報告指出，他變得粗野、有不合適的性行為、愛說髒話、暴力、衝動，整體來說就是個混

蛋。嘿，即使他本身的醫師也評估說他在事件後「不再是蓋吉」，而且儘管工作紀錄良好，鐵路公司甚至也沒再雇用他。

說句公道話，這部分的故事有矛盾之處。有些人寫說他仍跟以前一樣是個不錯的傢伙，只是頭顱有點凹陷、眼皮有些下垂。支持這種論點的是，他仍設法找到擔任驛馬車車夫的工作，而這工作很辛苦，需要有組織和駕車能力。此外，他是在外國，還需要克服語言障礙。如果他時時刻刻都失常發狂，似乎不太可能做到上述的要求。所以，問題依然存在：蓋吉少了部分額葉後，到底改變了多少？

這為什麼重要？呃，我們對腦部的早期了解有很多是根據這個故事而來。額葉被視為執掌性格的區域，而這故事經常被引用來作為證據。事實上，在三分之二的心理學教科書中，都可以找到我說的這個故事。

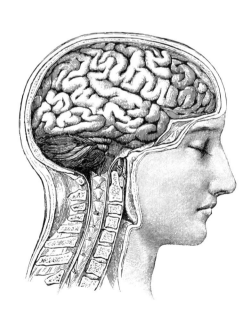

## 對我們所有人的啟發

同一個故事也啟發了許多外科新秀，被視為進行腦部手術不會導致病人死亡的證據，外科醫師渴望證明自己能高於蓋吉那根粗暴鐵棒所設定的標準。

當然，事情不總是這麼美好。蓋吉的故事也被用來證明或試用在像顱相學這樣的假理論，許多相信可以根據頭部隆起模樣預測個性和行為的人，認為事件的結果證明，鐵棒在穿透過程中，破壞了善行、崇敬和同情器官。孩子，如果你們覺得這聽起來像是胡言亂語，那是因為顱相學本來就全是捏造的。

現在，各位孩子上床睡覺吧！老爹之後再說故事，我要先去好好泡個腳。在你們上樓以前，我想讓你們的小腦袋瓜好好想想：蓋吉的離奇故事並非只是嚇唬胃不好的朋友的激烈手法。我的意思是，畢竟他也是一個被鐵棒貫穿腦部的人，這很不尋常。蓋吉讓我們對人類腦部有更深、更複雜的了解，啟發了一個世代的研究人員和醫師。對於一個閃避方向**正好**對，只是動作太慢的人來說，這可真是相當令人敬佩。

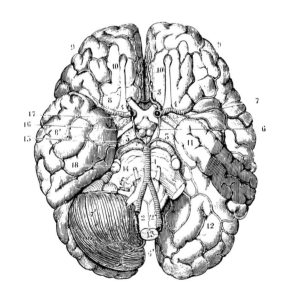

## 那麼，我們學到什麼？

費尼斯‧蓋吉的故事是人類在腦部創傷後存活下來的最早紀錄之一……我們說「創傷」這個字，沒錯，我們的確是這個意思。（他很幸運能從意外的額葉切斷中倖存，我們也是——否則就沒有這一章可以寫了！）

蓋吉的傷勢也是了解腦部受損，尤其是額葉部位是怎樣改變行為和個性的一個好例子，只是有些未證實的說法指出，他的行為在死前幾年已有所改善。神經科學已證實蓋吉傷勢的許多細節：在一八六五年，皮耶‧保羅‧布洛卡發現就右撇子來說，腦部左額葉一個區域（額下迴或稱布洛卡區）是處理語言的部位。一八六○年代，大衛‧費里爾和約翰‧休林斯‧傑克森所進行的更進一步研究中，為腦部功能定位提供了更多證明，這都證實蓋吉腦部受損是造成他情緒和語言改變的原因。但無論如何，我們也非常確定，鐵棒穿過頭部，任誰都會稍微脾氣暴躁！

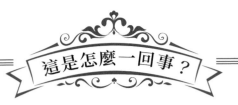

# 顱相學

## 何時開始流傳？

就像我們討論過的許多醫學和偽醫學理論，支持顱相學的想法可以遠溯到希波克拉底。當時普遍認為心臟控制身體的一切，希波克拉底卻提出革命性及令人震撼的正確理論，其實腦部才是主宰。蓋倫同意這一點，但接著卻不經意加上一句，腦部其實是個冰冷潮溼的精子球體，中止舊時醫學得意洋洋的一連勝。蓋倫，你可真會說呀。

蓋倫的確說對了一件事，腦部特定部位和身體個別部位相連結。不過，它和個性的關係，卻比較是個謎。這方面並沒有太多解答，直到一七九六年一位日耳曼醫師法蘭斯‧蓋爾發明了「顱相檢查」這個名詞，從事研究顱骨和個性的關連。（其實，這也沒有提供任何解答，只是有一段時間，人們以為有了答案。）

蓋爾的合作夥伴約翰‧史普漢提出「顱相學」，表示是一種思想研究。這名詞好難唸，而且仍舊又錯又糟，但哎呀，至少比較有賣相。

就像蓋爾把特定的脊神經連結到相應的肌肉，蓋爾和史普漢也確信腦部不同部位控制著個性和行為的不同面向。問題是，他們沒辦法檢測活生生的

> *抱歉，*
> *你凹凸不平的頭部沒透露太多你的事。*

對象來了解這件事，檢測只會讓研究對象，你懂的，活**不**了。於是，顱相學就出場了。

## 如何運作？

　　腦部不像蓋爾想像的那樣藉由功能整齊區分，但他的理論仍算是相當可靠。（看你能否察覺出到了哪一點，這理論就明顯變得不那麼可靠的確切時刻。）比方說，你是一個很仁慈的人，蓋爾的理論是，和較不仁慈的人相比，你的腦部和仁慈相關連的部分會比較大。

　　只是蓋爾也相信，就跟手套一樣，每一個顱骨和底下的腦部完美相合。基於嬰兒顱骨稍具韌性的這個事實，他猜測如果嬰兒腦部「仁慈」部位變大，他們的顱骨就會有所調整來容納它。（就跟鬼靈精的心臟當時變成三倍大而破壞了X光機一樣嗎？）所以，藉由衡量顱骨、觸摸隆起及其他變異，就可以描述和預測特性。他以圖解指出腦部是由二十七個「器官」組成，各自連結一種行為或個性特點，包括自尊心器官、機智器官、愛孩子器官，以及夫妻愛器官。（在腦部。不⋯⋯你知道的，是另一個。）

順道一提，我們已經到達確切時刻……不了，我們這條就過了。

蓋爾早期的研究對象大多是罪犯，研究他們時，他會特別找尋是否有謀殺器官或竊盜器官。他的方法並不科學，會找尋他認為和惡行衝動有關的隆起，然後在別人頭上找尋類似的隆起。儘管這聽起來或許沒那麼不合理，但他會只列入符合自己理論的對象，捨棄其他人，以壞科學來證明他的壞科學。

在顱相學流行的高峰時期，可以付費讓人摸索未來配偶或員工的頭皮，來確認他們沒有，呃，過大的謀殺器官。儘管多數人把顱相學當成算命之類的輕鬆活動，卻有人相信它可以實際應用。有些研究犯罪行為的人士運用顱相學來證明改造比懲罰有理：大的謀殺器官無法縮小，但或許可以把這樣的衝動導向去當屠夫。

在一九○五年，威斯康辛州的亨利‧拉法瑞以心理記錄儀來簡化顱相學，這種盔形儀器據稱能以電子讀取受測者三十二個不同器官的個性，並且列印出對這些不同因子的評估，進而建議職業方向。如果你看到的是「屠夫」，要覺得很害怕。

## 那麼，現在呢？

在二十世紀，顱相學大多不被採信，幸好來得及時，因為歐洲人已經開始使用它來「科學上」合理化種族主義，這真是整個令人不快卻又毫不意外的事。

在現代，如果醫師在檢查病人頭部的隆起，那很可能是因為頭部有創傷，所以要確認有無腫塊……也或者，他們其實是嚴重錯誤又被誤導的怪異種族主義偽科學家。

如果是這樣，很抱歉居然讓你以這種方法發現了，但請振作，醫學海洋裡還是有很多醫師魚兒。

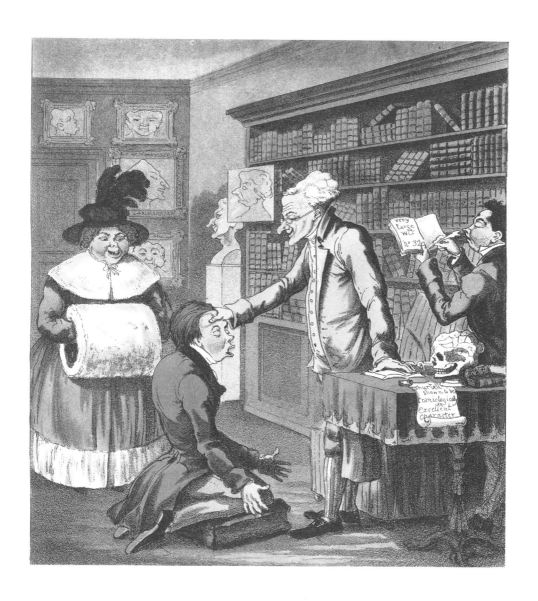

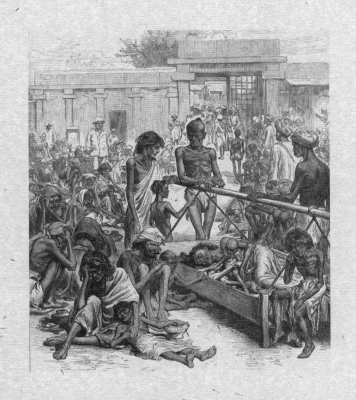

# 喝糞水的人

「哦,對,霍亂!我知道霍亂!
就是你在奧勒岡小徑[12]染上的病!」

要感恩,你有史以來最接近霍亂感染源的時候,可能是在看著你倒楣的西部拓荒路穿過蘋果二代電腦的單色螢幕。因為在真實世界⋯⋯霍亂可是非常壞的消息。

如果你只想糊里糊塗打混過去（注意，我們向來如此），那只要知道霍亂是一種兇猛的細菌性疾病，會造成嚴重腹瀉即可。乍聽之下，這似乎只會帶來相當討人厭的不方便，但霍亂在歷史上可是造成了數百萬人的死亡。

## 跟著蟲蟲去旅行

霍亂的英文「cholera」源自希臘語中的「膽汁」，但疾病本身可能是從印度出現，從古代開始擴散各地。經過好幾世紀，這個惡毒的小壞蛋經由商隊路線傳播影響力。歷史記載中，霍亂造成八次重大疫情，最近一次是在二〇一〇年，當時芮氏規模七級的地震摧毀了海地的基礎設施。

想要得到霍亂？嗯，這是非常糟糕的主意，而且老實說，我們不知道你為什麼想迎接它。但你像是真的喜歡，所以我們會提供步驟指南（見第一三七頁）。

歷史上的各社會群體沒有我們慷慨提供的便利輔助品，所以不知道霍亂為什麼發生，也不知道怎麼遏止。但是，他們的確很清楚，疫情出現時，要離得遠遠的。

事實上，在許多人心中，隔離是保持健康的唯一有效方式，還要採取許多措施來試著控制疫情。例如說，十七世紀左右，海商法規定海上船隻如果爆發霍亂，就需要升黃旗，表示船上出現這個疾病。一旦升黃旗，乘客和船員必須在碼頭留滯船上三十到四十天，才得以上岸。當一八三二年紐約市爆發疫情時，該市二十五萬名居民中，有十萬人出城，以避免被傳染。

12. Oregon Trail，美國電玩商在一九七一年開發的遊戲，設計原意是想讓學童體驗西部拓荒者的真實生活。

如果今天同樣比例的居民離開紐約市，那說的可是三百四十萬人的大撤離。提供一些視角供參考，這可是……非常多人。

沒有逃離避開疫情的人，就會嘗試任何可以對抗霍亂的方法。在印度這塊次大陸，霍亂成了流行病，傳統療法主要藉由甘汞形式的水銀等重金屬，嘗試重新平衡體液、鎮靜腸道痙攣。水銀和甘汞都有毒，同時有通便性質，所以不是非常有幫助。一八六四年的醫書刊登了另一種療法：採用白蘭地、薄荷及高劑量的我們的好朋友鴉片所製成的酊劑。精油和香料也會派上用場，但這可能是要用來對抗臭味。

有時，熱度成了唯一可以提供的治療，採用方式有泡澡、摩擦、灼灸腳跟（對，這一點你猜得跟我們一樣準），有時甚至在四肢綁上止血帶以形成紅腫。

當然，史上最受歡迎的還是放血，只是後來被鴉片所取代。

十九世紀曾記載一種治療，做法包括在患者眼睛塗上由檸檬汁、鐵鏽和明礬調成的泥糊。以下是Ａ‧Ｌ‧考克斯醫師目睹印度醫師施行這種療法的記載：

**「它所產生的疼痛讓病人氣惱憤怒，他企圖揮擊身邊的人；嘔吐變得更為頻繁，醫護人士逃離躲避他的揮打；他在後面追趕，行經供花園使用的蓄水池，便跳了進去，大口喝了好幾分鐘。大家圍繞在他身邊，但他一直安靜地留在水中。他喝了大量的水，接著就昏倒。他隨後被移出蓄水池，放到病床，一連睡了十一小時。等他醒來，嘔吐和排便狀況都已停止，只是他也失明了。」**

嗯，呃……勝敗乃兵家常事，對吧？勝……不會嘔吐，而敗……你的視力。聽我說，當你開始想要找出答案時，「勝敗乃兵家常事」真的會讓你有所損失。

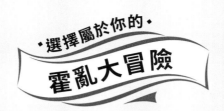

選擇屬於你的
# 霍亂大冒險

是的，我想要霍亂！

不，謝了，我不需要。

你需要感染霍亂弧菌，這是造成這種疾病的細菌，經由糞口途徑散播。不嫌噁心的話，達成目標只要兩個步驟！

首先，找到霍亂病人，要他們拉出含細菌的大便（他們不用太費力就可以做到）。

現在，可能不小心地嚥下一些便便。但是，嘿，我們可不是來鄙視怪癖的。

現在你是否拉出像稀粥的水便？

是？恭喜，你得到霍亂了！

沒有？再試一次！還是，你懂的，就不要了，不要比較好。

補充水分的時間到了！務必喝下大量的水，保持身體水分。

不想，我討厭補充水分。

了解，我喝！

死掉。

好轉。

存活。

## 紅色法蘭絨防疫

　　防疫通常勝於治療，不過，這只有在防疫方法是根據可靠科學時才適用。在一八○○年代，許多人相信肚子受寒會為霍亂或痢疾等疾病開放途徑。解決方案很簡單，只要用紅色法蘭絨裹住肚子就好。多年來，英國的印度軍隊會分發兩條紅色法蘭絨，稱為「霍亂腰帶」，讓軍人穿在軍服裡。這在一八○○年代一直是標準的軍隊分發物品之一，甚至在第一次世界大戰某些情況下仍在使用。事實上，肚子受寒是疾病病因的觀念直到一九四○年代才完全消失。

　　記住，我們說的是，人們如何在抗生素、靜脈輸液和口服電解質補充液出現的幾百年前，治療霍亂。現今，霍亂仍舊是個危險的疾病，而在現代時期之前，它絕對更為兇殘。這種對公共衛生高深莫測的威脅，需要一些勇敢的靈魂來鼓起他們所有的勇氣，並且……

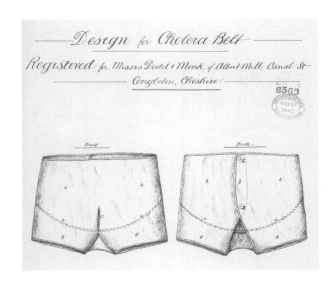

　　好，這像是坐著看戲。只是我們即將告訴你，有人為了破解霍亂密碼，做了非常噁心的事，我們希望你能擁有完整的歷史背景，以免你認為他，你知道的，是一個超級噁心的怪胎，而非心懷善意的科學家。

歷史細節補充完畢，就讓我們娓娓道來：這是一個關於喝糞水的故事。我們保證，一定會詳細說明。但首先需要了解的是，這名老髒鳥，抱歉，科學家才對，為什麼會做這種事。

## 醫學偵探

在理解到微生物是疾病成因之前，人們對於疾病有許多奇怪理論。我們已經說過，霍亂在印度一度被認為是因為體內力量或說體液失衡。歐美人士後來認為它比較屬於瘴氣疾病，意思是身邊流動的污濁空氣造成疾病。他們猜測它和污物及廢棄物有關，這不能說完全不對。

恭喜，古早味醫師！碰巧算是對了一半！我沒有諷刺的意思，考慮到你們基本上對於醫學一切的想法是那麼蠢，這次真是了不起的成就。等等，這也不算太好吧？等等，回來回來！

對於霍亂傳播有一個比較不值得讚揚（也錯得離譜）的觀念認為，它不知怎地和種族及文化背景有關。有時，也會歸咎於病人做了悖德行為，或剛好很不幸是貧民。因此，當美國爆發疫情，往往很不公平地把責任推給各種移民族群，其實也就不足為奇了。

由於照護霍亂病人的醫生本身很少被感染，所以霍亂通常不被視為可以人傳人。實際上，醫師或許都維持健康的原因是，他們沒有喝到病人所喝到的那種被污染的飲水。

在十九世紀末期，人們逐漸認識到至少有些疾病是微生物造成的（不怎麼出色地命名為「微生物病論」），這應該改變了許多錯誤觀念。醫師和科學

家終於了解到，其實要為這所有討人厭的腹瀉、嘔吐、打噴嚏或其他症狀負責的是，現在可以藉助顯微鏡的力量來看到的那些微小生物。只是，就像所有科學的進步，它們並未立刻得到廣泛接受。

有些人主張，已經分離出來且據說是病因的細菌，其實是疾病的過程而非原因。其他人認為，細菌或許是病因，但不是所有人都同樣容易受到感染——意思是，疾病只有在某種狀況下才會傳染。馬克斯・約瑟夫・馮派頓考夫就是提出這種主張的科學家之一。

## 馬克斯保持乾淨⋯⋯大部分是

馬克斯出生於巴伐利亞，原本是希望成為醫師和化學家，最後卻主要成了衛生學家。這表示，他在當時特別擅長保持事物乾淨。他居住在慕尼黑，這裡在一八八〇年代和一八九〇年代都爆發過霍亂疫情，所以他決定加以研究。

羅伯特・柯霍剛發現了造成霍亂的細菌，但如同先前提及，馬克斯不完全買帳。他相信細菌可能傳播疾病，但只散播在居住環境不佳，一開始就不夠乾淨的病人之間。

他非常相信自己的理論，我們說的是，一整個非常相信。事實上，他非常相信到願意把錢放在嘴裡，就是字面上的意思[13]。馬克斯認為自己非常乾淨，所以他不相信自己有辦法染上霍亂——即使細菌本身設法進入他的肚子。

　　馬克斯想要證明自己的觀點，便採用了可能是人力所及最糟的方法，他就……找不到文雅的說法：他取用才剛亡故病人的水便，混入史上最沒有吸引力的雞尾酒。等到他滿意了黏稠度或顏色，或許再花了一點時間來綴飾，便一口喝下這惡臭的混合物，然後等待。

嘿，聽著，很抱歉這麼頻繁地插嘴，但我們能不能說一下，因為這件蠢事，我和小席不得不創造這句話「取用一些水便」。為什麼必須要有這句話存在？是說，水便從來就不應該「取用」。這真的是語言上的不可能狀況，然而就出現在這本書中。

　　你最好坐下來再看。馬克斯像是生病了，或許很難相信，但便便凍飲並沒有讓他充滿精神活力。另一方面，馬克斯也不算真的生病：他有一點拉肚子，有一點絞痛，卻不像他所見過的霍亂嚴重病例，當然也沒有如他便便捐贈者那樣死去。這對他的科學思維來說，已足以證明他沒有感染霍亂，並且聲明

---

13. put his money where his mouth was，原意是指以實際行動支持自己的話，但提到馬克斯是衛生學家，所以作者強調是字面意思。

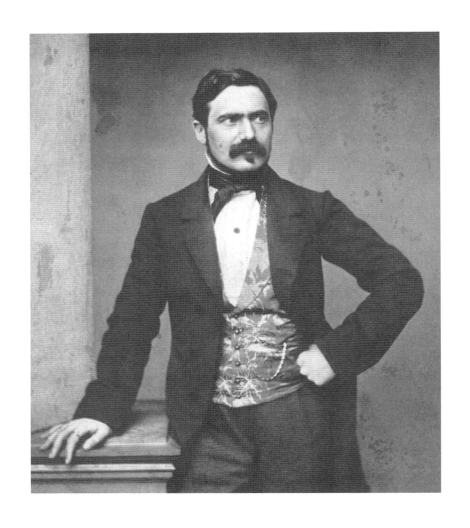

這是一場勝利。馬克斯之前假設他的乾淨和穩定的社會經濟背景可以保護他，在他看來，這項理論已得到證實。實際上，他可能只是輕微感染，因為我們知道你的銀行帳戶及耳朵後面有沒有洗乾淨，對於會不會染上霍亂絕對沒影響。儘管如此，馬克斯被視為衛生領域的先驅者，在一九六八年，更被東德郵局列

為郵票圖案。

所以，這就是喝便便水所獲得的東西：一張郵票。

## 約翰・斯諾醫師發現了

說到污水處理，十九世紀的倫敦真是……不太理想。許多民眾和商家把未處理的污水隨意倒進泰晤士河——沒錯，就是最後會灌進公共水井和水泵的那條泰晤士河。在一八五四年，一次特別兇猛的霍亂大流行重創倫敦，而此時人們對於霍亂傳播的途徑和原因只有模糊的了解。

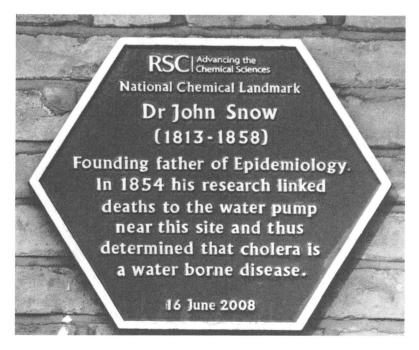

作為流行病學最早期的例子之一，斯諾醫師著手解決這件事。（或許他了解到耶哥蕊特沒有錯，他**的確**什麼都不懂？不，不，這不是《冰與火之歌》的瓊恩・雪諾[14]，我們只是在開玩笑。這個約翰・斯諾的英文名字多了一個「H」，而且只是稍微**算是**會用劍。）

當時，瘴氣理論在醫療專業人士之間仍相當受歡迎，但斯諾非常確定受污染的用水才是兇手。為了證明這個理論，他在地圖上標示出霍亂在倫敦傳播的情況。而確實，他注意到許多病例都有一個共通的連結。這個疾病似乎聚集在布洛德街一個公共水泵，他移走水泵的汲水把手後，病例就開始減少。

有個女士幾乎毀了整件事。她住在水泵範圍外的地方，她的姪女住得更遠，卻也染上霍亂，這幾乎扭轉了他的理論。不過，在訪談過女士的姪子後，斯諾醫師了解到該女士之前住在水泵附近，而且仍然比較喜歡布洛德街的水源味道（只能猜想，這是來自原始污水的好喝風味）。她是這麼喜歡這裡強勁的泥土口味，所以經常找人去布洛德街水泵裝水瓶，讓來訪親友帶過來。染病的姪女去找過女士，兩人開過一瓶霍亂水慶祝。

儘管有這一切證據，許多倫敦居民仍不怎麼相信受到污染的水源會是病因。其中瑞弗安德・懷海德根據自己略微不同的理論，準備證明斯諾是錯的。懷海德相信霍亂是上帝的懲罰，他訪談患者，並出版訪談解說，

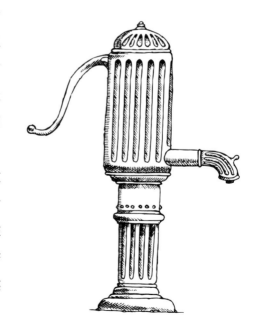

盡全力反駁斯諾醫師。對懷海德來說，不幸的是，這些訪談其實揭露了最早爆發的原因，更加鞏固了斯諾的理論。住在布洛德街的一名婦人告訴好人懷海德，說她的寶寶在疫情爆發前就已染上霍亂，這造成不少髒尿布和待洗衣物。她說自己一直在洗尿布，洗完尿布的水就倒進污水坑……它離寬街水泵只有三呎遠。

## 現今問題依舊？

悲慘的是，依舊如此。

直到十九世紀末期，隨著大部分的主要流行病逐漸平息，醫師才真的開始接受細菌理論。疫情爆發次數減少可能和當時衛生處理方式改善有關。即便如此，目前每年仍有三百萬到五百萬的霍亂病例，造成十萬到二十萬人死亡。這主要發生在開發中國家，以及衛生環境不佳，或是出現戰爭、難民營、天災等社會動亂的地區。

最令人悲痛的是，針對馮派頓考夫主張社會階級和霍亂有關的理論，因醫學進步及經濟狀況的懸殊，倒是陰錯陽差地顯得正確了。

---

14. 英文名是Jon Snow，劇中和耶哥蕊特是情侶，而約翰‧斯諾的英文名字是John Snow，只相差一個H。

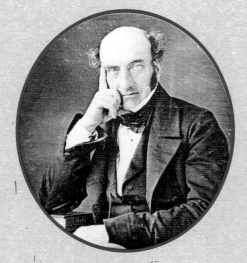

# 羅伯特‧李斯頓

(一七九四～一八四七，蘇格蘭)

外科醫師在非外科醫師之間有個聲名，他們被視為最傲慢的醫學界成員。不過，如果真要找出一個了不起的華麗揮刀手，可就很難找到比羅伯特‧李斯頓更令人難忘的了。他是十九世紀前半的蘇格蘭外科醫師，就讀愛丁堡大學，在一八一八年已是愛丁堡皇家醫院的外科醫師。

李斯頓開創許多新局面。他在一八三五年成為倫敦大學學院醫院臨床外科的第一個教授，並且是英國第一個進行麻醉手術的醫師（美國已施行過）。不過，真要說李斯頓有什麼歷久不衰的名聲，那就是快手。是說，超級快。

李斯頓在其職業生涯裡，大多完全沒有使用麻醉（記得嗎？他可是第一個）。考慮到在這種環境下進行手術會帶來劇烈疼痛，他認為最人道的做法就是盡快完成手術。而事實上，這對病人預後來說的確有道理。

嗯，通常如此。

英國作家理查‧高登是這名外科快手的強烈崇拜者，推崇李斯頓為「倫敦西區最強快刀手」，並經常以華麗辭藻讚揚他的功績。像是：

**「他身高六呎兩吋（一八八公分），身著深綠袍子及橡膠雨靴進行手術。他彷彿與人決鬥般，在昏厥、冒汗、被綁住的病人面前，躍過血跡斑斑的舞臺，對著從鐵杆圍起的樓座伸出懷錶的學生大喊：『各位，計時，替我計時！』每個人都發誓說，他第一刀下去後便緊跟著粗礪鋸骨聲，速度快到畫面和聲音似乎同時出現。為了空出雙手，他會用牙齒緊咬住血淋淋的手術刀。」**

以下是被高登列出的李斯頓四大知名病例。

## ‧第四名‧

李斯頓四分鐘內便從一名男子的陰囊移除四十五磅重（約二十公斤）的腫瘤，這腫瘤大到病人在手術前必須用獨輪手推車搬運它，這絕對是醫學史上最讓人印象深刻的開場了。

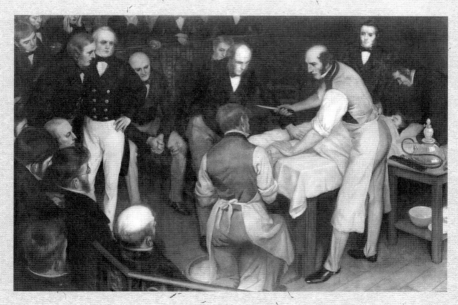

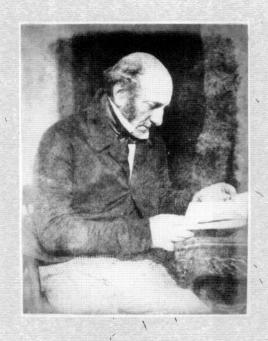

## · 第三名 ·

李斯頓和同事爭論一名年輕病人皮膚上的紅色腫瘤是不是頸動脈瘤（非常非常嚴重），或只是皮膚上的膿腫，以下再一次引用高登的敘述：

「得了吧！」李斯頓不耐煩地大喊：「誰聽說過這麼年輕的人有動脈瘤？」他的手一伸，從背心口袋掏出刀，一刀劃下。實習醫師記錄：「動脈血噴出，男孩倒下。」病人死亡，但他的動脈卻長存在大學學院醫院病理學博物館，成為第一二五六號樣本。

李斯頓不再與我們同在，但我們非常確定，即使是他也會視這場手術為失敗之作。

## · 第二名 ·

李斯頓曾在兩分半鐘內，完成腳的截肢手術！真是太令人敬佩了，這項成就只在發現到李斯頓匆忙中多少截除到了病人的睪丸，而稍顯暗淡。

歷史並未告訴我們病人有沒有明確提出不希望睪丸在手術中被截除，所以這個病例要怎麼追究責任歸屬，倒是難以定奪。

## ·第一名·

我們工作時都有過難熬的一日，但和李斯頓那個可怕恐怖又糟糕無用的一天，完全無法相比。

這又要從李斯頓兩分半鐘內的腳截肢手術說起（夥伴，或許要放慢步調），病人後來因為壞疽而死亡，這在抗生素發明前是很常見的事。不，真正令人難忘的是，當時協助固定病人的助手也被李斯頓截除了手指……結果助手也死於壞疽。

事態繼續惡化。

李斯頓在手術中，抓了一個醫師來觀察手術。根據高登敘述，那個醫師「害怕到被刀子刺中要害，然後在驚嚇中倒地死去」。

羅伯特·李斯頓醫師，現在讓我們為你獻上一個歷史紀錄，你可能是史上唯一執行了一個致死率達百分之三百的手術的人。醫生，或許你不見得總是切對東西，但至少，你永遠不會讓病人遲到。

當然，除非他們死掉了。

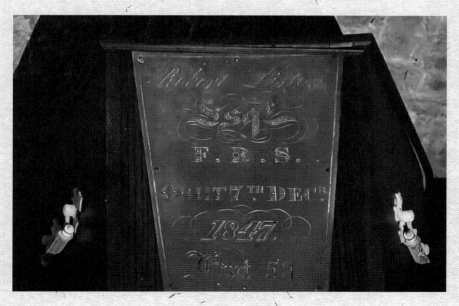

149

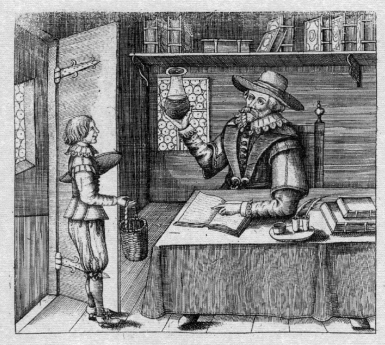

# 尿好運到！

———❖———

## 歡迎來到尿尿歡樂屋。

———❖———

尿液作為許多疾病的診斷工具，已行之有年。你或許認為歷史上的醫師就到此為止，只滿足於它的有用性質，無意把它變成神奇萬靈丹。如果是這樣，你可就不夠專心，只會遊手好閒，真是太可恥了。

醫師最重視的莫過於，檢查病人身體分泌物的適當檢體。藉由正確蒐集，乾淨存放在塑膠杯，再加以分析的檢體，可以得到許多健康訊息。當然，史上最受歡迎的液體必定就是毫不起眼的尿液樣本。不管是嗅聞、試味、化學分離它的成分，或只是在明亮日光下觀察它，尿液打從早期歷史以來便已激發了醫師的想像力。

席妮就這麼嚴肅地展開這個章節，但我想要運用我的博學多聞（也就是一些老二笑話）讓它更生動有趣。但說真的，對尿液這樣誠摯的一張「愛的便箋」，真是太美好了。親愛的席妮，我就不動它了，這樣它或許在某個遙遠年代會被找到。

也許你會對尿液成分感到好奇，就讓我們高興地告訴你，醫界最嚴密保持的秘密之一：那是水。呃，大部分是水，只是裡面多了一點像鈉、鉀、氯化物的電解質……

哦，所以它就像開特力！

……以及尿素和身體仔細透過腎臟濾出的其他隨機代謝物。

好，這樣就比較不像開特力了。至少，不像我喝過的任何口味，還是我錯過了「北極尿流」風味？

不管因為代謝廢物的存在，讓你對尿液有怎樣的猜想，但它其實是無菌的。呃，嚴格說來是無菌的，直到它通過尿道，它可就不是那麼……無菌。

　　我們所發現到最早關於醫療疾病的文章大約是在西元前四千年，裡面就討論了泌尿道疾病。古代的巴比倫人和蘇美人在黏土板上記載他們的發現，這就是為什麼千年後我們還是受益於這項治療。

　　**「如果男人持續漏尿，無法抑止，而且膀胱腫大，脹氣，泌尿道滿是氣泡；治療時，在榨油中壓碎普庫圖種子，再透過銅管〔吹〕進他的陰莖。」**

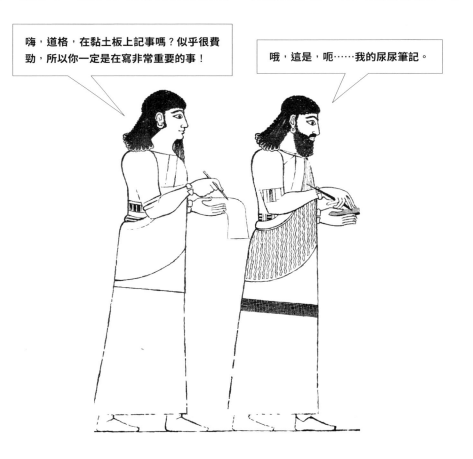

嗨，道格，在黏土板上記事嗎？似乎很費勁，所以你一定是在寫非常重要的事！

哦，這是，呃……我的尿尿筆記。

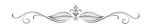
腎臟的設計和功能真的非常細緻，它們協助調節血壓、血液酸鹼值、體液平衡、電解質，同時負責移除身體製造的代謝廢物。由於在人體的一生，腎臟都要行使這一切至關重要的功能，它們其實是可以失敗和再生，而不是持續受損和減少功能。腎臟像一對小型豆狀的時間領主[15]，如果負擔過重，就會死亡和再生，這樣就具有功能完善的器官，不會假以時日持續衰退。

## 撒尿亙古亙今

希波克拉底十分仰賴尿液的預兆能力，他認為就診斷疾病來說，泌尿系統是人體最重要的一部分。變色、氣味怪異的尿液就像人類身體的「引擎警示」燈，而希波克拉底決意要檢查……呃……或許它更像是人體的量油尺？聽著，好，我們不是汽車迷。尿液不佳表示生病，各種類型的不佳也透露出不同的疾病。怎麼會如此？

這種觀念在中古世紀更達到極致，當時認為所有疾病都可以靠檢查尿液診斷出來。這種被稱為尿檢的做法深受信賴，有些醫師只是檢視一瓶尿液就做出診斷。

 有一件不太為人所知的事，中古世紀的醫師經常會要參加派對的每一個人，撒尿到杯子裡，然後利用尿檢的能力，配對出客人和其尿液。更加不為所知的是，中古世紀的醫師很少被邀請參加派對。

---

15. Timeload，英國長青劇集《異世奇人》中的外星人，可以在身體嚴重受損或老化時重生。

尿液也用來辨識女巫：只需要把可疑分子的尿液放入瓶中，加入各種金屬物，再以軟木塞塞入瓶口後靜置。如果軟木塞固定不動，大家可能就冷靜下來；如果軟木塞彈出，你的病人就是女巫。（尿液到底有什麼用呀？）

## 味道不怎麼樣

直到現代早期，徹底的感官尿液分析被視為診斷的要點——包括味道。亨利‧所羅門爵士在其一九一一年出版的著作《尿液分析的演化》中，有一個章節是譯自梵文的阿育吠陀尿液「試飲筆記」，提及指向各種疾病的二十個不同尿液類型，以下是幾個我們最喜歡的條目。

Iksumeha（蔗糖果汁尿）：尿液非常甜、冰冷、黏稠、不透明，就像蔗糖果汁。這可能表示有糖尿病。

Sandrameha（濃液尿）：尿液靜置一陣子後，因為其中過多的黏液而變得濃稠，這有多種病症可能，從感染到膀胱癌都有。

Surameha（白蘭地尿）：尿液上層清澈，下層混濁，這和身體的磷酸鹽和鈣質過多有相當大的關係。

Lalameha（泡沫尿）：尿液有絲狀物，而且解尿量少。現在，我們知道這是蛋白尿，如同所知，這表示腎臟受損，使蛋白質進入尿液，或是攝取太多鹽分。

Pistameha（麵粉白尿）：當病人解出這種尿液時，身體細毛跟著豎起，尿液看起來就像混著麵粉。這可能是乳糜尿——乳管阻塞造成脂肪和淋巴進入尿液。

有人覺得口渴嗎？不，我們也不渴。

　　阿育吠陀體系是找尋當地最提神的自釀尿液的絕佳方法，但這不夠科學（也不循環論證）。幸好，後來的醫師和研究人員準備介入——我們真興奮可以打出這個東西——他們採用了尿液特色輪。

哎呀，對我（或許）還有你們這樣的門外漢來說，醫學術語可能往往難以理解。本書能夠出現一個確實百分之百讓人聽懂的行話，可真是振奮人心。

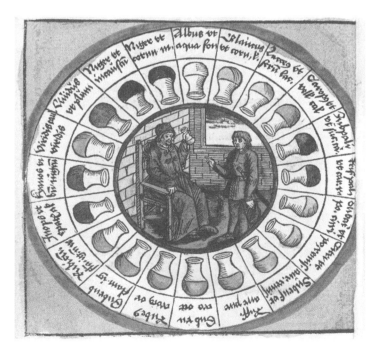

用不著成為醫師才能使用這個工具，只要找到所提及的尿液顏色、質地及風味，就會知道病人哪裡不舒服。嗯，你通常不會知道，因為那是十五世紀之類的，但信不信由你，有時候還真的會知道。

　　沒錯，尿液特色輪很不可思議的就是，有時它完全正確。例如，糖尿病患者血糖升高，尿液就可能會有過量的葡萄糖，所以使用我們便利好用的尿液特色輪，就可以推斷尿液略澀、味甜、刺鼻的病人有糖尿病。這就好像在品酒！如果不想喝尿，只需要倒一些尿在地上，看看會不會招來螞蟻。螞蟻喜歡甜食，所以如果是糖尿病，牠們也可以派上用場。

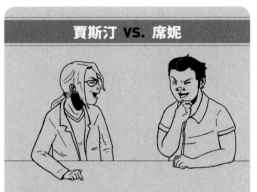

**賈斯汀 VS. 席妮**

**席妮**

有一種叫做「紫質症」的疾病，就是身體沒有把「紫質」這種物質適當轉化為血基質。血基質是血紅素的一部分，而血紅素是血液運送氧氣到身體細胞的方式。紫質累積過多會造成許多症狀，其中一種會讓尿液在紫外線下呈現紫色。紫質症英文「porphyria」其實就是來自希臘文的紫色。所以，如果你懷疑某人可能有這種疾病，只需要把他們的尿液拿到窗檯放一個週末，看看狀況如何！倒不是說我做過這種事……

**賈斯汀**

她真的做過。

## 尿療法

　　利用尿液來診斷疾病，不管方法有多麼奇怪，我們還是很熟悉這樣的觀念。只是，使用尿液來**治病**，近來卻遠遠不是那麼常見。比如說，我們的老朋友普林尼曾建議使用尿液治療疼痛、燒傷、蠍螫及肛門疾病；他也特別提及可以用久置的尿液混合灰

爐，塗在嬰兒屁股治療尿布疹。另外，刷牙時也可以使用。當然，普林尼同時提倡在解尿後，要立刻往尿液吐口水，以避免被詛咒。

　　古希臘有個治療發燒的流行療法，建議以病人尿液煮蛋，再把它埋入蟻丘。只是要留意蟻丘，要等到蟻丘被沖走，疾病才會根除。

　　現在，我們前進一千年，來到十六世紀。安布魯瓦茲・帕雷是當時一個極為進步及有影響力的法國外科醫師，他對於治療傷口和術後照護，真的提出許多革命性及正確觀念。他也建議應該把尿液存放在理髮師的臉盆一整晚，然後用它來清洗眼皮，以緩和癢意。他的法國同事也奉勸病人把襪子泡進尿液，再裹住脖子，以治療喉嚨痛。

## 健康的黃金雨

　　歷史上，灑落著一些尿療法的記載。例如，我們看到一五五○年的義大利醫師李奧納多・費奧拉凡提曾對著一個男人的鼻子解尿，這是在男子的鼻子在一場爭執中被削掉又縫合之後（為了治療，而不是侮辱傷勢）。亨利八世的外科醫師湯瑪斯・韋加利則勸說以尿液清理所有戰爭傷口。

　　十七世紀的愛爾蘭化學家羅伯特・波以耳建議病人每天早上喝一些自己的尿，以維持健康。他只主張適量，並指出溫熱的尿最好。當然，我們全都認同這一點。

　　在一六六六年，尿液被用來對抗瘟疫，但說句公道話，當時的疫情非常嚴重，大家無所不用其極，便嘗試了許多怪異療法。只是，這樣的藉口倒不適用在以下療法，即煮沸大量童子尿，產生尿液精華，然後用來喚醒受到「蒸氣」襲擊的人。提問：這難道不算有點正統，因為氨水仍被用來當作「嗅鹽」

啊？這至今在亞馬遜網站仍可買到（我確認過，好確定我沒瘋）。我是說，可能不是從童子尿製成，但仍舊在使用。

## 現代直播

在第一次世界大戰期間，有傳聞指出，可使用浸泡尿液的布條作為防毒面罩。尿液中的氨被視為可以中和毒氣中的氯。然而，如果有一些化學知識，可能早已發現，這反倒可能會產生毒性。

即使在現今世界許多地區，民俗和非傳統方式仍採用尿療法。搜尋「尿療法」（我們建議你吃完午餐後再進行），就會找到數以千計的網頁推薦喝尿，或使用尿液泡澡、按摩，來治療從癲癇到癌症等各種疾病。在美國，當時許多拓荒者相信可以用尿液治療耳痛，席妮至今仍聽到有人鼓吹這種療法。

好，席妮不能分享她的醫療意見，以免被認為和讀者直接溝通，被控告醫療不當諸如之類。聽著，我大略了解法律細節，雖然算是門外漢，但我還是要非常用力強調：「不要往你的耳朵倒尿。」

158

## 現今如何運用尿液？

品嘗尿液現在不再受到歡迎，但以視覺感官來評估尿液仍廣泛採行。通常尿液顏色異常仍是去看醫生的好理由，不過還是有很多平常因素會讓尿液看起來有點不一樣。以下是好用的尿色對應小抄，只是還是要看醫師才能確切知道你的尿液到底怎麼了。

**深黃**：脫水

**橘色**：維生素B、藥物、黃疸

**紅色**：血液

**粉紅**：甜菜

**綠色**：蘆筍

**藍色**：各種藥物造成

理論上，嗅聞尿液仍可作為有效的診斷方式，只是大部分的衛生照護專家可能比較喜歡採用尿液分析。非常難聞的尿液可能意味感染，甜味可能是糖尿病，而有些食物，例如蘆筍，會在尿液留下氣味。

許多年來，喝尿曾被倡導可以助孕，刺激性欲、退燒、治療念珠菌感染、口腔感染、糖尿病、膀胱問題、血栓、愛滋病毒及癌症。（應該不用強調，美國癌症學會反對喝尿預防癌症。）最後要說一件事，《六人行》影集有個橋段是，莫妮卡被水母螫傷，錢德朝她解尿以緩和疼痛。這沒用的——不要對你的朋友撒尿。

# 鐳

不管是想要連吃三個月的冷凍墨西哥捲餅，還是需要找到一個特別隱密的蛀牙位置，輻射都是一種寶貴力量。可知道我們甚至用它來消毒食物嗎？

但如果輻射劑量或種類不對呢？哦，那可能就會超級無敵不妙了。可能用不著我們來告訴你，畢竟，有一個特地設計出來的碩大嚇人標誌，用來警示我們這些可高度穿透的人類，有危險輻射存在。

當然，這不會阻礙恣意及被誤導的人試著去駕馭輻射力量來治癒（或你懂的，絕對不是治癒）疾病。

值得一提的是，在輻射治百病的高峰期，我們並不知道它對人體的危害程度。在參閱一九二八年的裝置「鐳礦水機」說明書時，請注意這一點。

「輻射現象不是藥劑或藥物，而是一種水的自然元素。既然大自然中提供作為飲水的所有泉水和井水，都含有這種高效有益的元素，所以就像藉由開窗讓氧氣重新回到一個悶不通風的房間一樣，讓喪失放射能的水重新恢復能力，其實只是一種常識。」

# 醫療用途

有什麼**不能**用輻射治療？大部分的事情都是，但這並不會阻撓人們勇於嘗試，以下是一些所謂用途。

## 關節炎和痛風
在治療性的溫泉中可發現低劑量的輻射，但如何在家裡找到這可口的輻射呢？不妨加入鐳沐浴鹽，它設計作為泡澡使用，可治療關節炎和痛風。

## 不舉
我們可以感謝哈佛輟學生威廉·貝利設計出「鐳補水」，這是加入鐳的飲水。貝利經常自稱是醫師，推出這產品來增強整體健康，但對治療陽痿特別有效。有錢的社會名流埃本·拜爾深信鐳補水，他一天喝三瓶，直到下巴脫落。拜爾最後死於鐳中毒，這件事促使聯邦貿易委員會要求貝利永久停售產品。（不過貝利後來還是頗順利的，他在二次世界大戰期間，掌管IBM的電子部門。）

## 亮白牙齒
德國製的杜來梅牙膏自豪擁有一種俏樂斯及高露潔都欠缺膽識加入的秘密成分——添加釷來抗菌！有個趣聞是，同盟國在一九四四年察覺大量的釷被運至德國後，陷入恐慌，認定這批貨物意指軸心國已製造出原子武器。事實上呢？只是供杜來梅牙膏使用的釷。

## 安全香菸
日本製造了「尼可潔板」，並且外銷到美國。這是一種經過鈾處理的金屬板，大約名片大小，用來塞入香菸包裝裡。（發明人聲稱）二十分鐘後就可以降低香菸百分之十七的焦油和尼古丁含量。「抽我的菸」，潔板使用者可以自信地請人抽菸：「它們照過輻射，守護你的健康！」

## 脹氣和衰老
鐳補水非常方便使用：具有輻射線物質表層的容器，就可以把飲水變成純粹的毒藥。一般來說，輻射水被認定可以「創造細胞能量，去除細胞毒質」，但也可以治療脹氣、關節炎和衰老等特定症狀。在現代，科學家發現儘管二手的鐳補水裝置並沒有加入足以讓飲水危損健康的氡量，卻**確實**增加了可探測得到的砷、鉛和鈾。鐳補水機表示：「至少，它不會以我們廣告的特別方式害死你。」

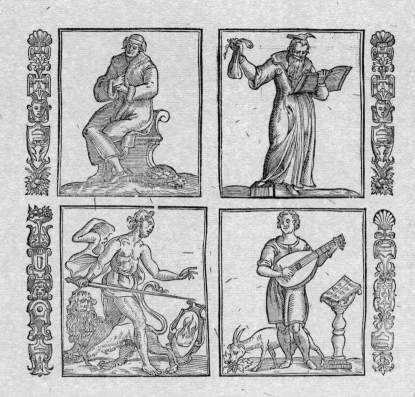

# 體液學說

當然，其他章節已經令人發噱，
而這一章保證更是讓人捧腹大笑。

帶上你的好笑骨[16]，準備來參加一趟滑稽嬉鬧之旅，我們打算使出所有超級笑話來
治療各種疾病，因為我們要藉此證明，笑是最好的良藥。此外，我們可能還會提到
「小丑醫生」帕奇·亞當斯，所以興奮激動的時間到了！

……我老婆剛才提醒我，這一章和幽默[17]無關，而是完全不同的東西。我為前面的錯誤深感歉意，這是因為我沒看本章就先寫了開場白，便難免發生這樣的憾事。我也要為不願重新編輯前一頁以反映本章真正內文而致歉，這個狀況也是難免的，因為實在太多字了，而我又是個大忙人。

　　歷史上最久遠的觀念之一是：個人的健康、情緒，甚至個性，是由基本體液的平衡來決定。有跡象顯示，這樣的信念源自於古埃及或美索不達米亞，不過卻是古希臘把這些想法轉換成全面性的診斷和治療體制。這個體制流傳甚久，事實上，它形成了十九世紀以前，歐洲多數醫學思想的基礎。在印度次大陸，阿育吠陀也採用類似的態度達數千年，現今仍受到許多人遵從。

　　能夠橫跨如此久遠時間和地理空間的觀念，很自然會被認為一定正確。然而，身為獻身醫學史的學生，我們可以告訴你，假設有一個觀念受到醫師自信地大聲支持，那麼它就算錯誤也不會因此停止流傳。舊時醫師除了「不造成傷害」，可能也應該抱持「習以為真，卻難得正確」的格言。

## 這麼簡單必定正確……是吧？

　　體液學說有一個很吸引人的層面，就是很簡單。只需要了解人體內有四種體液，它們必須保持平衡，才能維持生理和心理健康。這些體液是肝臟製造的消化產物，儲存在不同器官。你可能會想要知道這四種體液是什麼，但請保持耐心。首先，我們得先小小指責一下。

16. funny bone，肘部的尺骨端，受撞擊時，會有酥麻感。
17. 幽默和體液的英文都是 humor。

第一個反覆論述醫學體液學說的人可能是希波克拉底或其女婿波利柏斯，但把它發揚光大，讓它真正聲名鵲起的卻是羅馬醫師及哲學家蓋倫。四種體液的確切性質及其各自重要性，出自蓋倫的許多文章。

 等等，希波克拉底或波利柏斯甚至都沒提到這四種體液是什麼嗎？只是這樣說：「嘿，你看一下，有四種液體到處跑，可能在肚子或之類的地方。我還不知道那是什麼，但我說得完全沒錯，相信我。」

蓋倫顯然把體液學說當成一種理論，依據他對人體的了解，嘗試以文章來增添內容和細節。然而，當蓋倫不復存在，不再充分解釋學說，他的許多追隨者開始把他的想法奉為絕對圭臬。這刺激了體液理論，使得它的地位多年來都無法動搖。

## ……或是沒有，可能沒有

事實上，體液理論在一千多年來以及許多傳統中，都維持了差不多的面貌。該理論認為每一種體液按照其相關溫度及溼度，擁有治癒或有害的性質。平衡體液通常需要依照病人的狀況，來加強或削弱這些不同性質。

## 有些難以置信

在深入探討之前，必須先知道在歷史上大多數期間，我們都不是真的很了解消化系統，否則這一切都會變得毫無道理。古希臘人相信，消化發生在四個完全獨立的階段。

# 四種體液

好吧，你已經等得夠久了！以下就是我們的四種體液，好好享用吧！

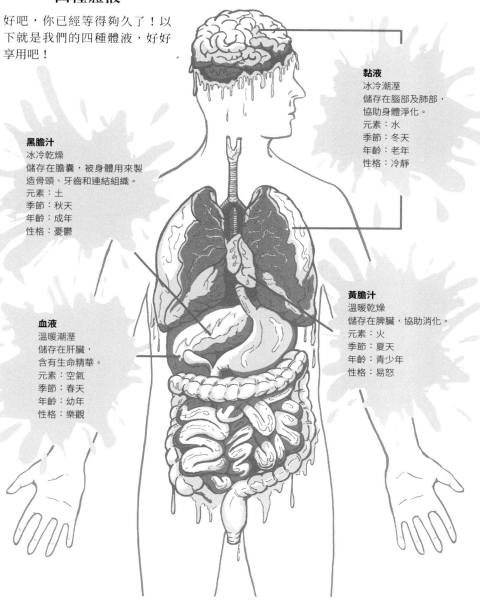

**黏液**
冰冷潮溼
儲存在腦部及肺部，協助身體淨化。
元素：水
季節：冬天
年齡：老年
性格：冷靜

**黑膽汁**
冰冷乾燥
儲存在膽囊，被身體用來製造骨頭、牙齒和連結組織。
元素：土
季節：秋天
年齡：成年
性格：憂鬱

**黃膽汁**
溫暖乾燥
儲存在脾臟，協助消化。
元素：火
季節：夏天
年齡：青少年
性格：易怒

**血液**
溫暖潮溼
儲存在肝臟，含有生命精華。
元素：空氣
季節：春天
年齡：幼年
性格：樂觀

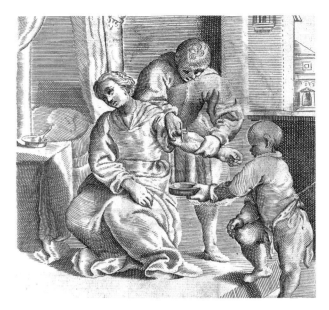

第一階段被認為是在胃部進行，造成糞屎（也就是大便，或許這樣說比較清楚）。

第二階段可就了不起了——是在肝臟進行，並且產生四大體液。

第三階段在血管進行，產生尿液和汗液。

第四階段讓身體得以排出任何存餘的「異常體液」，從身體排出成為灰燼。

在第二階段中，體液應該會按其重要性被製造出來。首先是養分充沛的血液；接著是許多黏液，以便保持呼吸系統暢通；然後是一些黃膽汁，用來保持消化系統正常運作；最後是非常少量的黑膽汁，供骨頭使用。

或許你會不懂怎麼會沒有人解剖一下屍體，來調查這個理論，看看體液是否就在那些部位。對我們這些超級聰明的現代人來說，顯然只需要簡單檢

視，就可以證明體液學說完全是憑空編造的。

如果相信瑞典生理學家羅賓·法海斯在一九二○年代提出的理論，那的確有四種體液。瞧，從血管抽血後，靜置在容器一段時間，就會產生分層。底部會形成深色凝血，緊接著上層是一層紅血球，再上面稍白的一層是白血球，最後是頂層稍黃的血清。這就是你的體液。

這種理論像是可以解釋人體有四種體液存在的長久看法，但既然體液學說的創造和傳播都早於抽血和試管，那或許這樣就有點過度解釋。

## 不要失衡

每種體液都有好或壞的相關特定性質，而身體健康的關鍵在於保持體液均衡。當然，學說認為恰當的均衡因人而異——黑膽

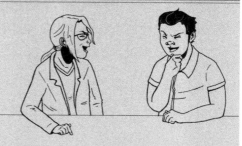

### 賈斯汀 vs. 席妮

**席妮**

這個療法不僅容易跟病人說明，同時也展現了早期醫師的一個重要力量。即醫師知道如何讓病人排便及嘔吐，而這在整個醫學史上一直持續存留。即使在我們還不了解原因及如何進行，也不明白是否應該做這些事之前，卻確實已擁有讓人徹底清理體內的一整個有毒藥草和化學物質的兵工廠。而額外的好處是，永遠不需要說服病人相信所得到的處方有效果，因為他們一直知道。老天保佑，他們早就知道。

**賈斯汀**

……哇，小席，真是激勵人心、讓人全身投入的好同伴呀。在妳的同學背誦希波克拉底誓詞時，我一直不懂「我會全年無休，承受污穢到極致」這句話是指什麼，但我想我開始理解了。

**席妮**

隨你笑，但我的整套特殊本領或許只是有朝一日要救你一命，或至少是你的週末。

**賈斯汀**

因為我會……

**席妮**

便秘，沒錯。

汁讓人深思熟慮，得到過多，也可能讓人感覺悲傷寂寞。達成正確均衡有部分是要靠嘗試錯誤，即使找到正確的體液平衡，還是可能因為錯誤飲食或運動習慣，又再度失衡。

而體液四種年齡的基本醫療照護大概可以歸納如下，採取啟動特定體液增減的飲食和藥物。處方依據失衡體液的溫度和溼度而定，比如說，吃冷食被認為會產生過多的黏液，而熱食會使身體產生健康分量的黃膽汁。

這樣改造飲食有點太低調？好消息來了，普遍看法認為，去除讓人不舒服的過多體液的最好方法是，盡可能有效把它排出體外。放血顯然就是緩解過多血液的最好辦法。利尿劑可以去除過多黏液，瀉藥和催吐劑可以協助清除多餘的黑膽汁或黃膽汁。這種理論和治療方式使得醫師也成了飲食學家，按照體液程度，告訴病人什麼食物可以吃或不可以吃。

不全然是節制飲食、運動和水蛭，有時候狀況真的很嚴重，例如說，染上瘟疫，這表示整體體液都太多了，砒霜就有助於清除所有過多體液。

砒霜對這件事沒有好處，事實上對任何事都沒有。除非說，清除過多的體液是表示死亡。這樣的話，砒霜就真的管用。

記得我們之前提過，體液不只應當會影響健康，還影響性格嗎？體液有所改變被視為恰好說明了性格和情緒的改變。據信每個人都多少被一種體液引導，這主宰了個人行為及和他人互動的方式。但是，哪一種過量會導致怎樣的性格呢？

## 年少沉默，膽汁滿滿

在前面的圖表中，可以見到每一種體液都有相關連的人生階段。這樣的

想法認為，每個人或許都有指引一生的體液，但不同階段也連結各個體液。人生從孩童時期的樂觀情緒開始，身體充滿血液；青少年時期因為新出現的易怒性格，情感強烈且情緒波動大；成年時期開始操心事情，變得沮喪憂鬱（這點我們可以作證）。然後，你變老了，或許就說說「去死吧」，開始對一切安之若素，性格變得冷漠。

　　這些「醫學」定義滲入當時通俗文化的作品之中，戲劇角色被介紹說擁有和體液相關的個性，還頗為常見。例如在《馴悍記》中，凱瑟琳不被允許吃小牛腿的原因是，她的脾氣已經夠壞了，而這種食物又太「暴躁」。

以下是藉由《辛普森家庭》裡的小角色來記住體液的方式。

**黑膽汁**　太多這種難以下嚥的體液據說會造成抑鬱和憂慮性格，那當然是酒保倒楣鬼莫少蔥。

**黃膽汁**　過多的黃膽汁據信會導致怒氣狂亂，以及急躁易怒的性格——很明顯就是讓包添丁走上犯罪人生的因素。

**黏液**　太多黏液會讓人冷漠，這正是陳趾鹹。

**血液**　這可能是名單上唯一產生有益副作用的體液，血液過多會帶來無憂無慮、快樂和樂觀的性格。經過兩小時的脣槍舌戰後，我們判定迪斯可絲土和潘懷棕平手，藉以保護我們的婚姻。

## ﹀﹀﹀﹀﹀﹀﹀﹀﹀ 現今依舊？ ﹀﹀﹀﹀﹀﹀﹀﹀﹀

簡答嗎？不。這些觀念深入歐洲語文及文學，但醫學已經往前看。尤其，現今有些標榜均衡的另類療法，都可以找到體液學說的根源，「拔罐」就是其中一個好例子，奧運選手相信這會增進血液進入特定組織而採行這個療法。這種療法早已行之多年，因為據信拔罐可讓體液移往身體各部位。

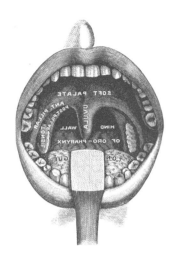

# 醫師連線中

**休息時間又到了，別再伸長脖子探看醫學歷史高速公路上的燃燒失事現場，回答一下「怪誕醫學」podcast 的真正聽眾所提出的真正問題吧。**

---

 **我知道蘋果籽含有氰化物，吃多少會致命？**

**席妮：** 要看是什麼品種的蘋果，需要的數量從一百五十個到數千個蘋果籽。哦，而且必須壓碎嚼食每一顆籽。好噁心。順帶一提，蘋果籽不含氰化物，而是含有一種叫做「氰苷」的化學物質，它會在腸胃道轉變成氰化物。再順帶一提，不只是蘋果，櫻桃、桃子，甚至是青豆的籽，都含有微量的氰苷。

**賈斯汀：**小朋友，真是好消息，你們總算找到一個不吃青豆的好藉口了！

 **為什麼有些婦女懷孕後的頭髮狀況會改變？**

**席妮：**一般答案是「荷爾蒙」，但主要因素是「雌激素」。它會造成頭髮快速
　　　　生長，髮質改變；但也會進入所謂的「休眠期」，頭髮不會脫落。大
　　　　約生產後三個月就會換回來，荷爾蒙恢復，頭髮掉落。

**賈斯汀：**脫落？如果我自己先拔掉就不會了！好，因為孩子嗎？另一個家長
　　　　　呢？有人在嗎？

 **我熱愛捐血，但最近一直想到一個問題：如果有嬰兒使用了我
捐的血，這樣用我的血液進行血液親子鑑定，會不會出現吻合
的結果？還是說，鑑定不是這樣運作的？**

**席妮：**你說的完全沒錯，親子鑑定不是這麼進行的。現代親子鑑定大部分仰賴
　　　　藉由拭取口腔內部得來的DNA，進行分析。較早的鑑定是憑藉血液，
　　　　但只採用白血球，因為紅血球（這是你真正捐出的東西）並未含有可
　　　　用來鑑定親子關係的標記。

**賈斯汀：**我努力在這裡想出有趣說法，只是我一直夢想脫口秀主持人莫瑞‧波
　　　　　瑞奇和怪誕醫學能夠有所結合，現在終於成真，實在太讓我興奮了。

**小時候我對蘋果過敏，不過我是絕頂聰明的十歲孩子，所以就決定每天吃一顆蘋果，讓我可以耐受它。幾個月後，我的過敏症狀就好了。這樣是不是有用，還是說我純屬幸運？**

**席妮：** 先讓我一開始就以斬釘截鐵的措辭，回答這個問題：千萬不要。儘管這個故事很幸運地有了快樂的結局，卻絕對不是我會建議採取的冒險舉動。有人說，這其實就跟打過敏針有用的原因很相似，治療中接受一連串注射，慢慢增加過敏原的劑量，藉此讓身體慢慢發展出可以容忍過敏原。

**賈斯汀：** 以前常有人嘲笑我每天拿貓咪來磨蹭眼睛和鼻子十五分鐘，但現在看來，我沒那麼蠢，對吧？更棒的是，派克‧波西知道她在人世間做到真正重要的事，死後就能好好安息了。

 **我的老公有時會吃到過飽，吃到只能平躺下來，但當甜點上桌後，他又會一副「好棒」的模樣，他的理論根據是「甜點填滿縫隙」，就是剛吃掉的食物間的縫隙。這說法很荒謬，是吧？**

**席妮：** 沒錯。

**賈斯汀：** 總算有一個就連我也會的問題了。

**什麼是脛痛？怎麼排解？我已經痛了八個月，真的好難受。**

**席妮：** 脛痛，又稱內脛壓力症候群，其實就是表示脛骨內側疼痛，這跟骨周
遭的肌腱、肌肉或組織發炎有關，通常是因為過度使用。這在跑步選
手之間極為常見，大部分病人的患部經過休息、冰敷、加壓、伸展，
或許再加上消炎藥物，都會有所改善。不過，如果這些都沒有用處，
應該再詢問醫師。有時，以為是脛痛，其實是非常小的骨折，所以最
好是一開始就接受檢查。

**賈斯汀：** 砰，跑者，接招！現在，有誰是健康的？老天，小席，這真是最有
道理的段落了！

 **醫師在觀察過病人放屁後，可以做出什麼診斷？**

**席妮：** 跟一般可能認為的不同，對醫師來說，屁其實不是特別有用的診斷工
具。我想，非常臭的屁可能意味採行高蛋白質飲食，而大量的屁可能
讓人相信病人吃了很多豆類，但除了這些簡單的飲食線索，就沒什麼
可以從腸胃脹氣了解到的了。而且，我個人比較喜歡問診，不需要病
人直接示範。

**賈斯汀：** ……我想我終於了解為什麼《急診室的春天》的製作人，一直不想
製作我投稿的劇本了。

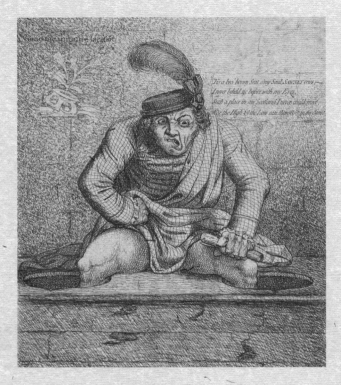

# 有屎快拉

為了健康，你可以上大號。
喔，謝謝各位，我們接下來還會在的。

平常對話中，人們不是真的很常用「有屎快拉」這個詞，就算在少數使用的時
刻，也通常作為意指不久會討論糞便的雙關語。我們在此提出這樣的觀察，理由
顯而易見。

我想我就要盡量令人不安地展開這個章節,讓在場人士得知,事情發展就要真的變得噁心了。

　　人類使用糞便作為藥物治療,真的已經有很長的時間。有多久?呃,四世紀時的中國醫藥文獻提及食用糞便製成的藥汁,可以用來治療腹瀉及食物中毒——這種做法以我們最友好的形容可說是「違反直覺」。明朝偉大的醫學及博物學家李時珍在其著作《本草綱目》中,明確論述了當時的中國藥草,書中建議使用「黃湯」或「金汁」治療多種腹部問題。我只能假定這些委婉說法,是想要讓治療聽起來比較開胃。然而,考慮到藥方組成是以新鮮、乾燥或發酵糞便混入水中,可能就絕無辦法讓人食指大動。

小席,對不起。我……我覺得,我沒辦法參與這一章。我不想丟下妳一個人寫這本書,但我想我現在就是這樣。我稍後再過來看看情況是否已經,呃……清理乾淨。

　　聽到古埃及人不吃糞便(就我們所知),可能會讓人安心。但安心不了多久,因為我就要說明古埃及人的避孕方式。《卡宏紙草卷》可遠溯到西元前一八五〇年,它是今日已知最早的醫學文獻,上面建議可以使用鱷魚糞、發酵麵糰,或蜂蜜和硝石製成陰道栓劑,作為避孕使用。這可能,至少有部分,是因為鱷魚和賽特有關連,而賽特被視為是掌控流產的埃及神祇。除了知道這真是可怕的主意外,如果不是絕對必要,應該務必不要和鱷魚或牠們的糞便有任何交流,這可能也是毫無效用。

　　對,這裡說的是「可能」。請耐心聽我們說:在這個極度令人不快的思

想實驗中，必須承認鱷魚的糞便是鹼性的，因此，它其實可能會創造一個較宜人的受孕環境。總之，只是假設。

 本書一直在說明這件事，不過還是再核實一次，請不要使用鱷魚糞便作為任何與受孕有關的事……就這裡來說，或者是避孕。

## 沖走事實

就像我們在小學所學到的，每個人都會大便。而人類，身為擁有無限創造力和機智的物種，針對形形色色的糞便，已發現到眾多用途。除了當成肥料，還可以充當燃料，以及製作極其令人作嘔的圖表。以下是我喜歡的一些例子。

古印度文獻建議牛糞可以用來清理傷口及刷洗臉部，也可以考慮試用乾燥狗糞治療喉嚨痛。普林尼不落人後，他建議使用兔糞治療久咳。

正如我們才剛討論過的，醫學體液理論從希波克拉底時期，便已主宰了醫學治療。（你是按照順序閱讀這本書的，對吧？如果不是，請點頭微笑，假裝有聽懂我們在說什麼。）而在蓋倫嘗試理解並平衡體液當中，他發現糞便對所有事情的內外方面都有用處。這個道理很簡單，雖然有點噁心。人類糞便會讓人嘔吐，這有一點像是強制重啟來重新平衡這些體液。簡單，但噁心。

在一六九六年，德國醫師克利斯汀‧法蘭茲‧波利尼寫下《有效的污藥學》，書中記載許多基於個人身體排泄物而來的各種疾病藥方，其中包括尿液、耳垢、經血（不是他的），以及當然，利用人類糞便治療痢疾。

他寫道：「對糞便不敬的人，就是不敬個人起源。」順帶一提，如果想找個啟發人心的新刺青圖樣，那麼你找到了。

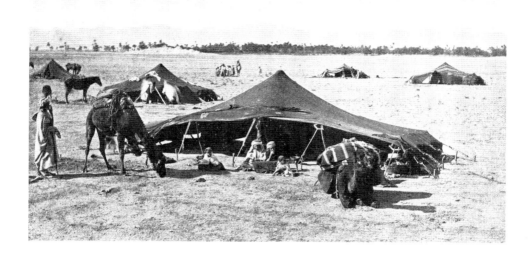

## 糟糕的驚喜

　　最有創造力，當然也是史上最重大的糞便用途，可追溯到第二次世界大戰。駐紮北非的德軍觀察到該地區的貝都因人食用新鮮、溫熱的駱駝糞，用來治療痢疾。最後，德軍就關注這些發臭的人生小訣竅，自己也吃起新鮮糞便。

　　我們必須假設這個療法至少有點效果，因為駱駝糞後來成為德軍的幸運象徵。這跟籃球員前往球場途中會伸手拍擊門框的心境一樣，德軍也會試著讓坦克輾過駱駝糞堆，以尋求好運。

我離開了幾個段落，居然差一點錯過坦克輾過糞堆的情節？永遠存在我心中的那個十三歲男孩可是會很失望！在他廣闊的「想親眼目睹的精采事物」清單中，「坦克開過糞便」的排名只比「敲破果汁瓶的硬漢」低。

這個奇怪的做法並未逃過同盟國的目光，盟軍利用這個大好機會，開始把地雷偽裝成駱駝糞，以炸毀德國坦克，這可說是最不幸的事情了。就好像籃球員拍擊門框，卻造成好幾層樓的體育館倒塌壓在球員身上。

　　撞上幾次爆炸糞便後，德國就了解到他們的運氣用光了，就不再駛過駱駝糞。當然，除非是已被坦克輾壓過後的大便，這證明它安全無虞，可以再次駛過。一旦盟軍又發現這件事，便開始把地雷製作成像被坦克駛過的糞便。我們只能認定，到了某個時刻，德軍就會了解到儘管坦克駛過駱駝糞很有趣，但實在不值得冒這個風險。

　　最後，德國科學家終於發現駱駝糞中遏止痢疾的成分。腸道菌群可以幫助消化，治療痢疾也非常有用，這正是在駱駝糞中找到的東西。實際吃下糞便當然可以獲得這些菌種（我們無意評判），但真正需要的卻是細菌本身。

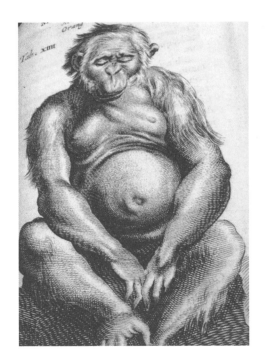

　　所以德國找出從駱駝糞分離出這些極有好處的細菌的方法，容許軍人只需補充食用這些細菌，用不著實際吃大便。我們想像不出還有什麼軍中通知，能比這一份更讓人歡欣鼓舞。

　　當然，這些益菌並不只出現在駱駝糞。馬糞和牛糞因為有除污細菌的存在，都已施用在污水中。我們可能會想先拿瓶愛維養礦泉水，但是，嘿，可是絕望的時代。

## 真的喜歡動物大便

　　我們通常會限制自己只討論人類醫學，但就這個特殊話題，容我們稍稍涉足獸醫學。我可以保證，這是有好理由的。腸道益菌是河馬、無尾熊、貓熊和大象等動物王國其他成員，吃媽媽糞便的好理由。幼獸出生時的腸道是無菌狀態，使牠們無法進行所有賴以生存的消化功能。吃媽媽的大便，可以讓細菌移居到牠們的腸道。

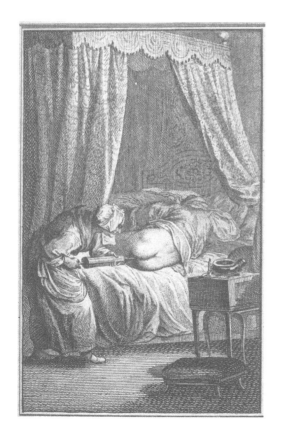

　　大約在十七世紀，義大利的獸醫就採行了這樣的觀念，轉移牛羊的胃部反芻物給另一隻動物，協助調整修正腸道菌種。這種過程被稱為「轉移宿主」。

　　這似乎是很適當的做法，而人類遲早也會想要完整接受益菌理論，開始用更多糞便治療糞便狀況。根據一九一〇年《先進治療期刊》的記載，有個醫師注射枯草桿菌到慢性腸胃病病患的直腸，以調整病人的腸道菌群。這項做法得到一些成功經驗，啟發其他人加入嘗試的行列。

　　在一九五八年，丹佛退伍軍人行政醫院的外科主任班・艾斯

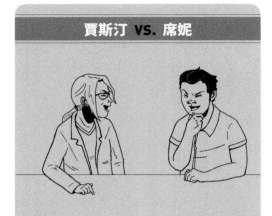

**賈斯汀 VS. 席妮**

**賈斯汀**

毒性巨結腸症一直是《忍者龜：變種世代》中，我最喜歡的壞蛋。

**席妮**

毒性巨結腸症是結腸嚴重發炎到基本上已停止運作的狀態，使得糞便堆積在結腸，結腸慢慢變大，腹部腫脹。這是緊急醫療狀況，通常需要外科醫師來解救病人。

**賈斯汀**

哦哦，懂了，我覺得自己好像笨蛋。

曼醫師在治療罹患嚴重痢疾「偽膜性結腸炎」的重病病人時，給予糞便灌腸。結果非常成功，只是當時還不知道造成如此嚴重疾病的原因。

病人得到「難治梭狀芽胞桿菌」感染，這種很難唸的感染發生在更難出現細菌感染的結腸，它所造成的發炎現象會引發疼痛、痢疾，嚴重情況下還會產生毒性巨結腸症。

難治梭狀芽胞桿菌典型是發生在住院、慢性病或近來抗生素使用的環境中——只是現在已變得很常見。它通常表示正常結腸的細菌有所改變，使得腸梭菌（瞧，我們已經懶得打出全名）在結腸過度繁殖。這種感染只能接受少數抗生素，有時甚至連這些抗生素都發生不了作用。

由於這種感染極其嚴重及可能的毀滅性後果——加上治療方式非常稀少——醫師和科學家一直在尋求治療這項感染的其他方式。因此，「糞便移植」逐漸引發醫界興趣，這種做法是轉移益菌到結腸以對抗壞菌，成效很有希望。

我們可以繼續討論糞便的醫療用途，取悅賈斯汀，只是我們認為你現在可能難以集中精神，因為會想到每一次上大號就沖走了四十美元。現在就讓你自己好好計算一下，要花上多少錢。

## 現今依舊？

在現代，糞便微生物移植（FMT）尤其是施用在腸梭菌結腸感染的抗藥病例。做法相當簡單，只是不太有吸引力。先從捐贈者身上取得大約兩百到三百公克的糞便，而捐贈者通常是患者的熟人。採集的糞便混合過後，經由灌腸或鼻胃管導入病人腸道。

如果找不到有意願的病患熟人捐贈者，可以付費得到樣本。只有某些捐贈者有資格提供糞便樣本，他們會經過嚴格的糞便篩選及血液檢測，並且接受醫師體檢和病史問診。同時，可以採用的糞便黏稠度也有一定限制。有一種根據質地和黏稠度分類大便的圖表，稱為「布里斯托糞便分類圖表」，只有列在第三到第五型適合作移植。不過，一個樣本可以讓你賺到四十美元，所以或許值得努力。比起賣血漿，這當然比較不痛。

這同時施用在其他病因的結腸炎，現今已有所成效；此外，它也被研究來作為克隆氏症及潰瘍性結腸炎的治療方法。

由於糞便目前被視為組織，而不是藥物，所以美國食品藥物管理局仍在尋求規範它的方法。現在，已有捐贈銀行和相關規章，但治療方法仍視為研究性質。波士頓的非營利組織OpenBiome寄送糞便到全球各地，供治療腸梭菌感染使用。

·第三部·

# 離奇
# 古怪

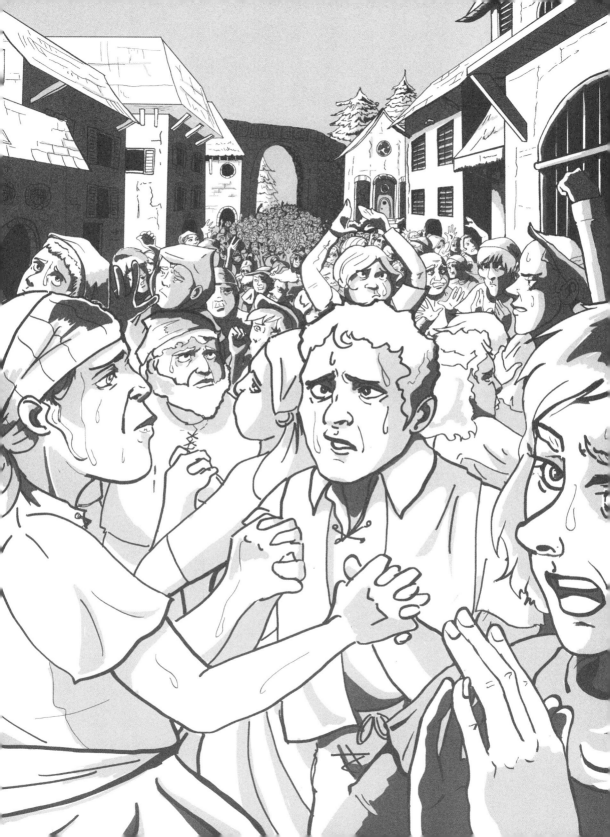

處境陷入艱難，
強者便帶著醫學史上最狂野的解決方案現身。

停不下來的舞步

海水蕩漾的房間

苦中帶甜的療方

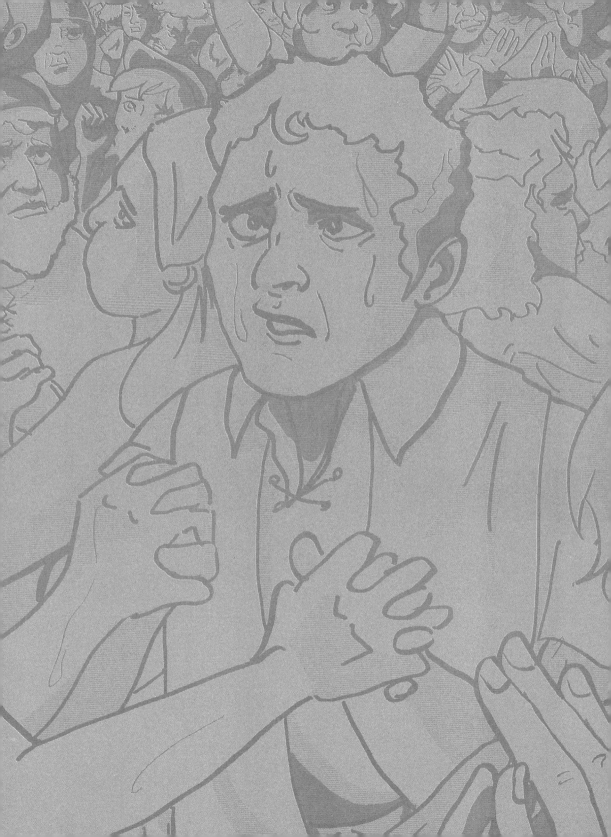

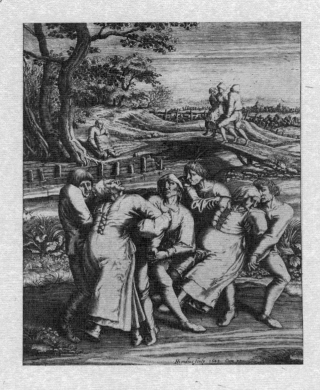

# 跳舞狂疫

⬥

**搖擺到再也無法搖擺為止……實情如此。這只是誇張說法，
你可以停下來的。拜託？你真的嚇壞我們了。**

⬥

跳舞可說是一種舒緩壓力的絕佳方式，也是尷尬舞會的原型配對儀式，或是福斯頻
道大部分的夜間節目，以及一個贏得驚人現金和獎項的方法。舞蹈是人類最美妙的
創新之一……除非你失去了停下來的能力。

不能真的怪罪法蘿·特洛菲亞，畢竟一五一八年是難以生存的年代，而史特拉斯堡（當時屬於神聖羅馬帝國的領域，現在則在法國）當然也不例外。這個地區受困於饑荒、疾病和經濟蕭條，麵包價格已達到多年來的最高峰。梅毒剛出現，痲瘋病和瘟疫仍到處流竄。

而且，當時是七月，你知道七月有多麼悶熱潮溼。

所以我們覺得很難指責特洛菲亞在一個（可能超級悶熱的）七月午後，踏上街道開始跳舞。

剛開始感覺可能非常美妙！搖擺拋開那些和經濟、瘟疫、挨餓有關的憂鬱，就這麼舞動下去。不過，我們猜想，當特洛菲亞發現自己停不下來的那一刻，這就變得比較沒那麼放鬆了。

她持續跳了四到六天，跳到兩腳都是血，當然也吸引了圍觀群眾，但她還是這樣舞個不停。這原本實在已經夠怪異的了，但是和接下來的事態相較，卻又不算什麼：其他人也開始跳舞。在一星期內，既沒有脈動的節拍，也沒有高昂的現金獎金來驅使大家舞動，卻還是有三十到四十人加入永無止歇的舞會。到了月底，四百個身體在街道上瘋狂擺動——而且完全沒有人說得出原因。

這項觀察或許頗為可疑，但因為特洛菲亞成了快閃群眾的創始者，所以向她致敬，還是很公平的吧？當然，藉由「致敬」，我的意思是徹底和無情的批評。

## 布吉舞的恐怖案例

根據當時令人不安的報告指出，大家對這一段即興舞蹈時刻似乎一點也不快樂。舞者臉上沒有笑容，沒有性感迷人的眼神，連最輕微的嬉戲都沒有。

在整個舞動期間，這些人顯得悲慘痛苦。當時出現過許多種說法，舞者不斷懇求協助，他們顯然無法控制自己翩翩起舞。

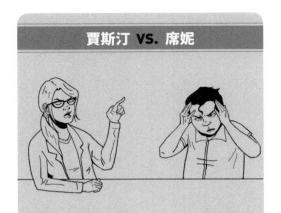

**賈斯汀 VS. 席妮**

**賈斯汀**
那中間想上廁所怎麼辦？

**席妮**
嗯，歷史上沒有記載，但我想可以這麼假設……

**賈斯汀**
每個人絕對都會回家找便壺，然後又立刻回去跳舞，對吧？就是這麼回事。

**席妮**
但是……

**賈斯汀**
小席，替我們的讀者想想！妳真的要用可怕的另一種解釋來玷污他們嗎？我們可是希望他們繼續看下去。

舞者日以繼夜，晴雨不拘，就這一樣一直舞動，然後莫名其妙就停止了。

城市官員可能會滿足於讓舞蹈熱度不減，就這樣持續一陣子。當然，如此一來，會有很多人怠工，但當時可找不到什麼大型娛樂，看一堆傻子默默跳舞，總比盯著牆壁有趣。

如果不是人們開始死去。

## 你讓我想跳舞

不久，這件事就造成傷亡。中風、筋疲力竭、脫水及心臟病發作，開始一個接著一個出現在舞者身上。根據當時一份報告，隨著狂舞疫達到高峰，每一天死亡人數多達十五人。

城市官員知道必須採取行動，他們請教神父、醫師及任何

他們覺得可能有辦法阻止跳舞的人。

醫師排除超自然原因（這是往往被現今醫師忽略的一個重要步驟），以及月亮和一切不法行為。大家所能提出的最好回答就是：「興奮暴躁。」

看到這裡，你的放血感官可能開始刺痛。很抱歉讓你失望，但拿開水蛭，這次不會血濺四方。信不信由你，史特拉斯堡的偉人居然想出一個遠遠更加愚蠢的狂舞疫治療方式。

嗯，但願向這些快閃族求婚的人，能夠自我感覺良好。阿道夫斯，你開心嗎？買一些花，然後單腳屈膝，或再加上一頓美好的晚餐，會讓你感動到受不了吧？

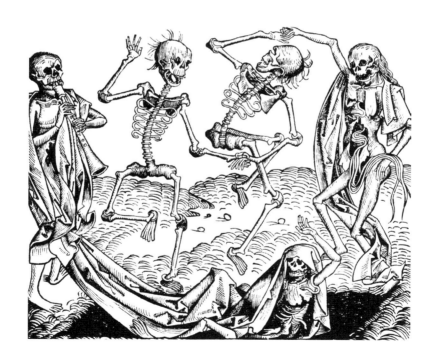

## 節奏就要出現

最棒的解決辦法？這些受折磨的人需要跳得更久。

不，說真的，這就是處方：繼續跳舞。醫師相信，只要舞者跳夠了，終究會跳完所有衝勁和衝動，跳舞現象最後就會結束。

所以史特拉斯堡官員開放了公共區域的跳舞廳，並且在市區廣場架設舞臺，甚至雇用了樂團提供音樂。雖然該樂團當時沒有正式名字，但我們現在知道他們是……「披頭四」。那麼，你就知道接下來的故事發展了。

不，不，我們開玩笑的——披頭四絕對不會參與那麼怪異的現場演奏。

所以，如果決定去史特拉斯堡玩，是否還看得到一群超級老、超級累的人們一直跳舞到今天呢？幸好沒有，只是我們也無法給你滿意的結局。還未死去的舞者最後終於一個接著一個停下來，狂舞疫的結束就跟它的開始一樣神秘。

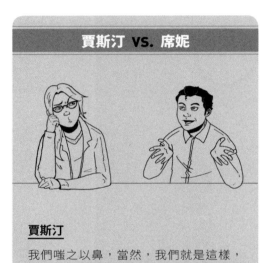

## 賈斯汀 vs. 席妮

**賈斯汀**

我們嗤之以鼻，當然，我們就是這樣，不過妳可有更好的主意可以清光長期在舞池中的人們嗎？

**席妮**

平常的嗎？

**賈斯汀**

呃，沒錯，可以這麼說。不過，菲爾·柯林斯要再四百三十三年才會出生，所以沒那麼幸運。

## 到底是怎麼回事？

造成這場瘟疫的可能原因在今天看來，比較沒那麼撲朔迷離，但也只是稍微一點點。

在一九五二年，作家尤金・貝克翰決定為這個現象找尋一個化學解釋。他諮詢了幾名專家，然後經過一些研究，他們判定可能的兇手是麥角（這是生長在黑麥及類似植物上的一種真菌）。麥角會產生一種生物鹼，動物（像我們）吃到被其污染的穀物，便染上麥角中毒的疾病。

麥角中毒通常會帶來極難忍受的乾性壞疽，但也會造成抽搐、發作和精神病。曾有理論指出，麥角中毒在一六九〇年代常被誤認為巫術，悲慘地造成塞勒姆審巫案[18]。

撰寫《舞蹈時刻，死亡時刻：一五一八年的狂舞疫奇特故事》的作者約翰・沃勒則對歸咎麥角中毒的說法提出異議，他指出疾病造成的抽搐不可能被誤認為持續好幾天的協調跳舞動作。

社會學家羅伯特・巴塞洛繆提出的理論認為，當時的舞蹈可能是異教徒的某種慶祝或展示。沃勒也駁斥這種說法，因為這表示跳舞是刻意行動，但據大家所說，每個舞者都迫切地想要停下。

真的嗎？異教徒舞蹈？所以我們現在已從略帶「渾身是勁」風格，變成徹底的侵權領域。

---

18. 美國麻省塞勒姆在一六九二到九三年間所進行的一連串審巫案，造成二十人被處以極刑，其中十四人為女性。

好，沃勒，聰明先生，如果你這麼了解狂舞疫，那你的理論是什麼？哦，事實上，他有一個相當不錯的理論。沃勒相信各個狂舞疫（沒錯，歷史上發生過好多次）是因為一種集體迷幻狀態所造成，即「群體精神官能症」。

如同我們提及，當時的社會情況非常糟糕，恐懼和憂慮高漲，這是導致群體精神官能症的主要基礎，這種現象往往以巨大的精神困擾拉開序幕。

當時有個傳說，基督教殉道者聖維特斯會詛咒觸怒他的人強制跳舞。所以儘管舞蹈不是超自然力量造成，但恐懼被詛咒要跳舞卻觸發了回應。此外，加上一個隨意旁註，聖維特斯被視為舞者和表演人士的守護聖徒，請想想看吧。

既然這是一種精神上傳染的疾病，所以讓一群跳舞的人在城中展出，基本上是官員所做過最糟的事。沒錯，這比你在幾個段落前以為的想法還要蠢。

### 今日問題依舊？

或許，指出「狂舞疫」就是群體精神官能症的最佳說明就是，基本上它是一時風尚，卻持續百年之久。如同科學開始解釋更多關於世界如何進入十七世紀，像是詛咒等恐懼事物開始減退。而缺乏被詛咒跳舞的普遍恐懼，「詛咒」本身就不會展現。

謝天謝地，我們生活在這個新穎、勇於冒險及受教育的世代，現在的年輕人忙著嘗試吃洗滌清潔錠或幾把肉桂，而不會無意識上街舞蹈。為啟蒙歡呼！

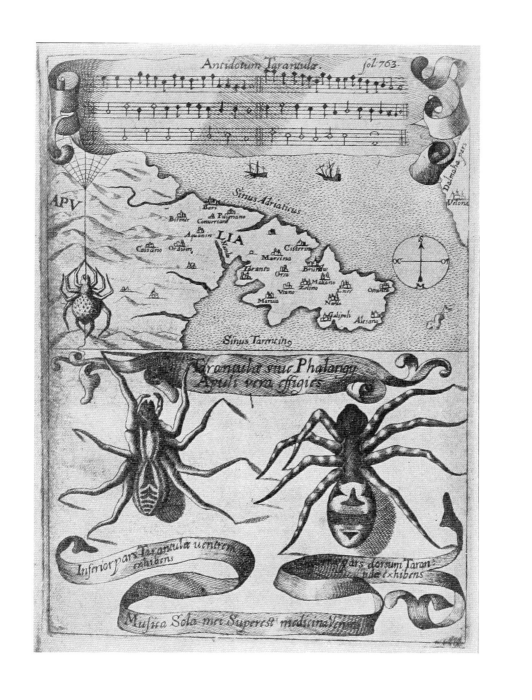

## 街上狂舞

史特拉斯堡爆發的狂舞疫，可能是歷史記載上最大規模的一次，但並非絕無僅有。以下是其他幾個著名案例。

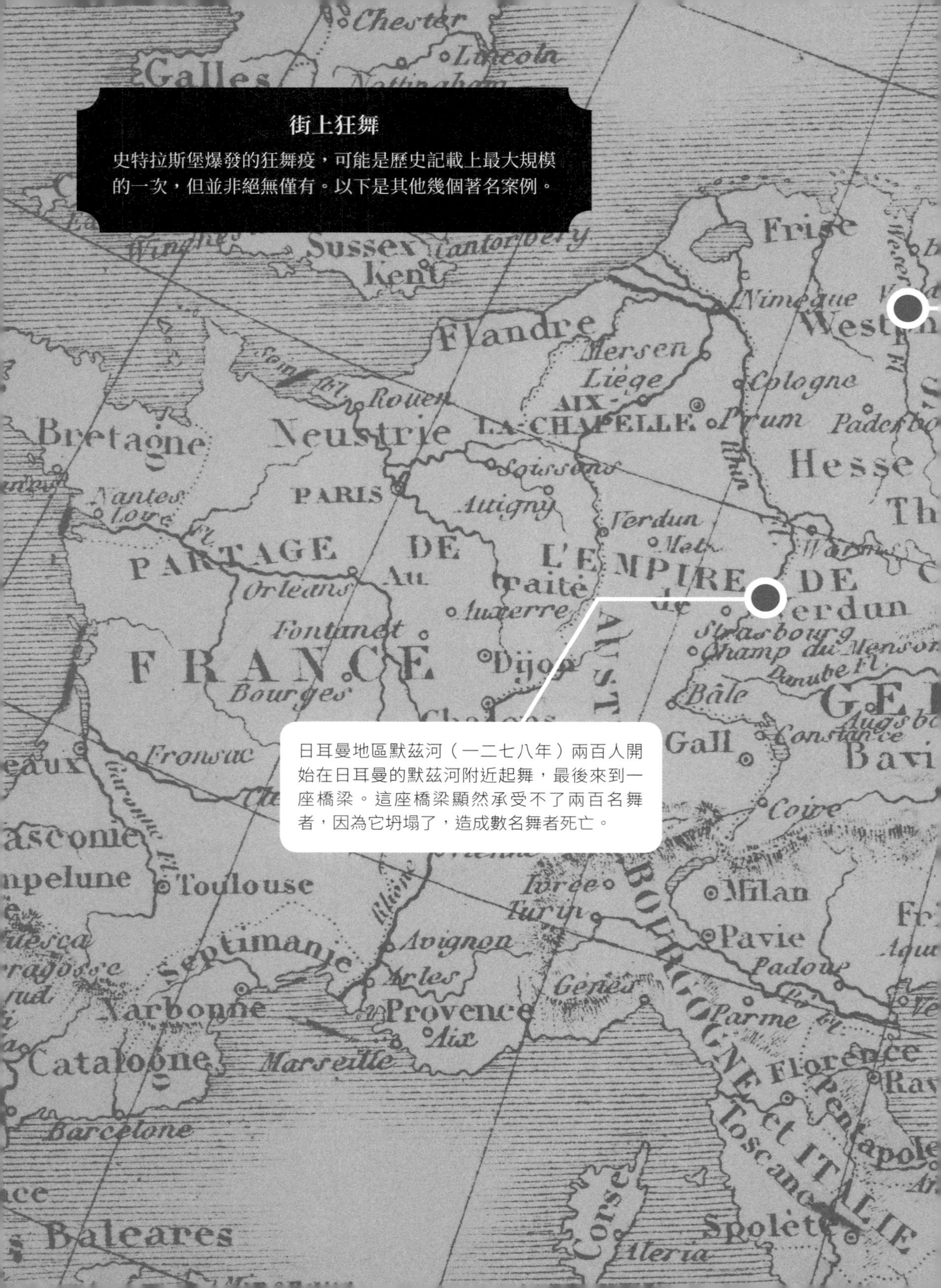

日耳曼地區默茲河（一二七八年）兩百人開始在日耳曼的默茲河附近起舞，最後來到一座橋梁。這座橋梁顯然承受不了兩百名舞者，因為它坍塌了，造成數名舞者死亡。

日耳曼地區伯恩堡（一○二○年）十八名農人在教堂的耶誕夜儀式附近起舞，打斷了儀式進行。（對，我們跟你一樣驚訝，十八人跳了不明的耶誕舞蹈，這樣的悲慘故事居然流傳了一千年。）

日耳曼地區埃爾福特（一二三七年）　一群難以管束的孩子從日耳曼的埃爾福特開始跳舞，一直來到安斯朵。Google顯示這段距離，走路四小時兩分鐘可達；誰知道跳著「瑪卡蓮娜」舞曲要多久呢？

**節奏依舊**
歐洲各地小鎮零星出現過狂舞疫，德國、法國、盧森堡、義大利、荷蘭等地全受到波及。一名修道士在現今瑞士的沙夫豪森死亡，一群婦女加入蘇黎世的舞蹈狂熱，這種現象散布持續了好幾十年。
引發這些瘟疫的狀況並不全然相同，它們很容易發生在大型共同壓力的時期，但部分細節不同。就某些案例，舞者脫得精光，有些身著鮮豔色彩衣物，或在頭髮戴上花環。然而有些例子，他們會尖叫、高歌、性交或大笑，有些甚至會對不加入的人們暴力相向。有些案例，人們會特地遠道而來加入，有時候只有一個人狂舞。狂舞疫受害者，抑或只是怪人？就由你來評斷吧！

## 會傳染的有趣感覺（只是，一點也不有趣）

狂舞熱不是唯一出現後又消失了的精神障礙，以下是其他一些後來轉變成為難以理解的知名傳染性怪異行為。

塔朗泰跳舞症　在十三到十六世紀的義大利南部，據信如果被一種稱為「塔朗透拉」的傳奇蜘蛛咬傷，唯一的治療方式就是跳舞。是的，這是另一種跳舞症，但這一次擺動身體卻是為了治病，而不是疾病本身。其他的療法包括飲用大量紅酒，跳進海中，捆住彼此然後用藤蔓互毆，或是佯裝擊劍對決。有趣的是，有理論指出，塔朗泰跳舞症啟發人們創造出一種稱為「塔朗泰拉」的愉快民俗舞蹈；卻也有一種競爭的理論認為，這項舞蹈其實是源自被羅馬元老院壓迫轉為隱密活動的古代酒神節儀式。根據這個理論，塔朗泰跳舞症是創造用來掩飾該舞蹈重現的傳說。

塔干伊卡狂笑傳染病　在目前的坦尚尼亞，一九六二年曾發生一間教會學校因狂笑現象而不得不關閉的事件。剛開始是三個女孩在笑，最後整個學校的人都狂笑不已。這種「咯咯笑瘟疫」（這是我們才剛發明的好記名字）持續了兩星期，造成學校關閉，甚至還傳染到附近村莊和學校。等到它平息時，六個月期間已有十四個學校和一千人受到影響。

恐縮症　這種相信自己的生殖器（或比較罕見的是乳頭）正在縮小的心理疾病，零星出現在亞洲、非洲、美國和歐洲等地。這種突發狀況通常和普遍

焦慮及社會壓力有關，同時似乎會因媒體報導及公眾關注而加劇。據稱有證據顯示，恐縮症未必有相互關連。也就是說，這種非常特殊的妄想症是各自在幾個不同文化裡出現，這些文化對先前其他地區的爆發一無所知。

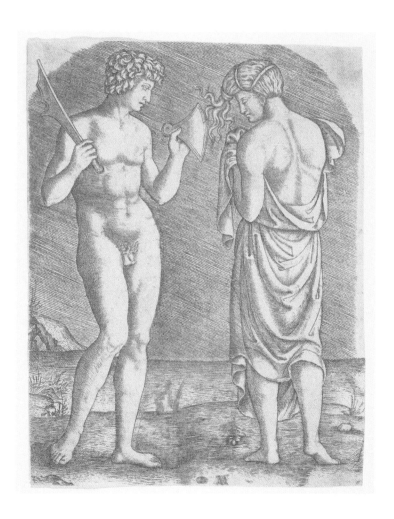

# 柯提斯‧浩威‧史普林厄

(一八九六～一九八五，美國)

如同我們所見，騙子推銷員會千方百計哄騙毫無戒心的鄉巴佬，讓他們為沒有效果的醫療方式，掏出負擔不起的大把金錢。但其中有誰願意創立個人城鎮來販賣產品呢？那就是柯提斯‧浩威‧史普林厄，又稱江湖郎中之王。（順帶一提，這頭銜其實是美國醫療協會加諸在他身上的，而他們⋯⋯並不是粉絲。）

史普林厄的人生實在非常瘋狂，所以我們只能給你簡略版本：

中學兩年，聖經學校一年。教拳擊，賣樂譜。在一九三〇年代，他開始發表講座，聲稱自己是史普林厄人道主義學校、國家學院、美國醫師學院（全是偽造）的代表，或是格里爾學院院長（真的，但已關閉），並且開始自稱是牧師。到了一九三四年，他在芝加哥申請廣播節目，得以開始賣假藥，並且演唱福音歌曲。

史普林厄的假藥包括好萊塢精力雞尾酒、一種名為「Re-Hib」的制酸劑（多數成分是小蘇打）、「美味瑪那」（一種素食補品），以及在家DIY的痔瘡治療。

他藉由命名為「休憩天堂」的健康水療中心，開始擴展事業版圖，原本是設在賓州，後來增設到馬里蘭州和愛荷華州。不過，全都開不了多久就關門，通常是因為沒有繳稅。史普林厄需要從山姆大叔的五指山中，得到自己的「休憩天堂」，所以他提出申請莫哈末沙漠的土地開礦權，開始創立自己的夢想水療地。他把這個城鎮命名為⋯⋯Zzyzx（這樣就會是「健康照護中心的最後字母」）。

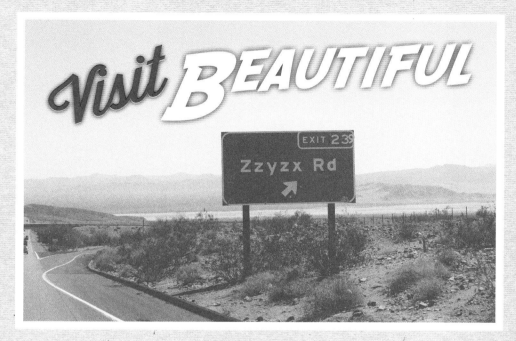

### ·盡情享受·

這棟美麗的水泥建築。史普林厄從洛杉磯雇來無家可歸的流浪漢替他打造中心,藉此騙取免稅資格(儘管他只提供了食宿給工人)。

### ·浸泡·

在這令人震驚的「溫泉」!我們可有合法放上引言嗎?因為它其實只是在一些水池底下安裝鍋爐。我們永遠分不出來!(但是沒錯,這一次的確是。)

### ·見證·

一些最美麗的地標,其中包括食品加工廠、教堂、人工湖、飛機跑道,以及擁有六十間客房的旅館「城堡」。這是史普林厄為自己建造(他當然會如此),並且座落在命名為「夢想大道」的道路上(因為當然是這樣)。

### ·恢復活力·

就靠我們的水療，你可以在這裡沉溺於非常昂貴的瀉藥，享受兔子和手工冰淇淋盛宴。隨後在頭皮塗上厚厚一層史普林厄稱為「Zypac」的礦物鹽泥，再彎腰屏住氣息！等到雙腳發紅，你就知道產生效果了。

### ·聆聽·

我們現場的電臺廣播，它播放所有最新及最棒的福音音樂及假藥廣告——並且要求捐贈。

### ·克制·

酒精和爭吵，抱歉，這是這裡的規定。

### ·居住·

在我們很樂意銷售給遊客的單位，這樣他們就可以成為住在水療中心附近的永久居民。靠著開礦權，就可以合法這麼做嗎？我們相信政府官員不會介意的。

### ·離開·

是在一九六〇年代末期，當政府官員發現他們的確很介意，決定要來看看史普林厄開礦權的「採礦」狀況。（顯然是一無所成——除非他在挖鑿人工湖時發現了礦石。）美國政府剝奪了他的一切，並且把Zzyzx改造成為沙漠研究中心，這個研究前哨基地的旅遊樂趣是少了很多，但名字卻好記多了。

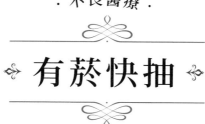

# ❖ 有菸快抽 ❖

如果你跟我們大部分的人一樣，只被分配到一具身體供在地球上使用，那麼大家都知道抽菸、沾鼻菸，甚至吸水菸都不是好主意。但要是我們對於這個受到不公平污蔑及高度容易上癮的植物，一直忽視了它不可思議的健康益處呢？這難道不是一種驚奇的發現？

或許是，但這無關緊要，因為不管以前的人們是怎麼想的，我們還不曾忽略任何這樣的好處。不過，嘿，我們已經著手這個章節，所以可能只能繼續說下去。


## 開創者

當歐洲人第一次見到美國原住民點燃菸草時，它已經同時作為娛樂及（醫療）正事用途。在早期，原住民了解到吸入許多這植物點燃的煙霧會令人飄飄欲仙，最後讓人不省人事，這種副作用可以用來作為施行顱骨穿孔術時的麻醉。混入萊姆和鹽巴後，也會充做牙膏。（菸草牙膏稱為「鼻煙乳」，實際上曾在印度販售，直到一九九七年被列為不合法物品。）

## 治療方法

菸草經探險家帶回歐洲後，主要根據「新世界」原住民的真實（及編造）使用說法，便被施用在為數令人震驚的病症上。菸草被加入許多藥水中，用來止餓止渴、治療感冒發燒、幫助消化，以及處理皮膚病灶等等。在一七四七年，約翰·衛斯里的《原始醫術》制定菸草煙霧作為耳痛處方——沒錯，直接對著耳朵吹煙——以及痔瘡療法。（不，我們不知道是否也能把煙吹進那裡，別問了。）

菸草作為藥物的一個問題是，除了具有毒性及致癌外，它也是一種興奮劑。這表示菸草產品吸收到體內後，其實會有明顯的效果。在一個許多「治療」其實毫無用處的時期，光是這個特質，就很容易在各種疾病上得到「效果」。


## 如何運作？

早在一六○二年，醫師對菸草使用逐漸產生顧慮。如果濫用，會讓人上癮，產生危害；而且菸草處方亂無章法，不太在意適當劑量，更別提實際效果了。到了一八○○年代後期，菸草真實的危險有了證據，醫學用途便多半消失。

菸草在現代醫學並未扮演太大角色，除非是列入「卑劣惡棍」之中。一直有調查在研究抽菸和降低帕金森氏症風險間的可能關連，但風險仍遠超過任何可能得到的潛在益處。

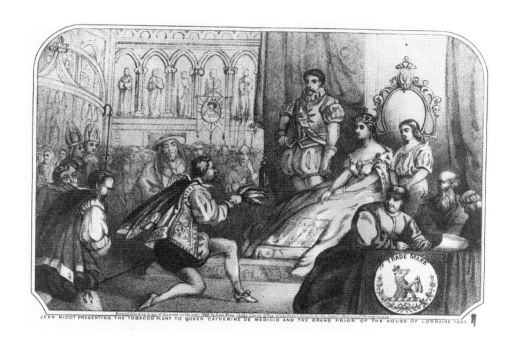

JEAN NICOT PRESENTING THE TOBACCO PLANT TO QUEEN CATHERINE DE MEDICIS AND THE GRAND PRIOR OF THE HOUSE OF LORRAINE 1655.

## 趣聞

在一五六〇年，法國駐里斯本大使尚·尼古在造訪監獄後，得到典獄長所致贈的菸草植物。在他的一名助理使用菸葉來治療皮膚病灶後，尼古開始推崇菸草為「奇蹟療方」。他對許多人推廣菸草，人數多到菸草最後被重新命名為「尼古它」（Nicotane）來向他致敬。後來，我們改為尼古丁（nicotine），用來代表菸草最為活躍的成分，而這個名稱一直沿用到今日。

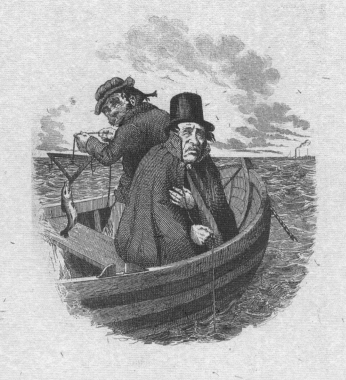

# 暈船鐵達尼

如果船上交誼廳的搖晃，不會演變成晃倒——
它可是經由平衡環架系統，設計用來舒緩暈船症狀。

儘管的確可以在醫學史的記載中，找到更欠缺考慮、更威脅性命、更令人作嘔，以及是的，更加明顯古老愚蠢的治療。不過，我們相當肯定，絕對找不到另一個可以造成這麼多財產損失的療法。

「哦，你辦到了，柯隆。我知道我一直懷疑你，但看看我們，就在水面上，沒有掉落。你這項創造真是讓人震驚，你說它叫什麼來著？船？」

「對，我的朋友，它叫做『船』。現在我們已經來到這裡，我……」〔無法克制地嘔吐〕

好吧，或許船隻和暈船之間的關係無法追溯到穴居人時期。但是我們敢說，第一瓶香檳撞向船體過後不久，第一瓶克暈藥就跟著沒那麼戲劇化地打開瓶蓋了。

不過當然，在早期航海冒險時代，我們並沒有克暈錠（也沒有香檳，但那是別本書的問題）。以下的故事是我們治療暈船的種種不幸嘗試，以及後來如何帶來史上最蠢的船隻。


## 背叛地平線

那麼，讓人在海浪上感覺有點搖晃的原因是什麼？

嗯，這只是內耳的前庭系統及位置感應，跟視覺輸入之間出現混淆。簡單！別擔心——我們本身也只有一半了解（席妮那一半）。再好好解析一下：眼睛看到地平線移動，但身體其他部位卻自外於此，感覺自己上下起伏。此外，雙腳跟著調整來避免跌倒，然後呃，又調整得太過度，尤是當船隻有部分並未移動。

雖然不是所有人在海浪上都會暈得厲害，但很少發現有人可以徹底對這種有如強效刺激雞尾酒無動於衷。事實上，只有百分之十的人完全不受動暈症影響。（而我們敢說，其中有些人是為了裝酷而說謊。）

## 回溯歷史

在回溯一種障礙症狀到其歷史開端時，我們往往喜歡潛入古希臘人了解他們有什麼貢獻。看到他們花哨的編造方式實在很有趣。嘔吐的英文是nausea，其中naus是希臘文中的「船」——希波克拉底對這個主題當然有更豐富的話要說，是吧？他如此寫道：「海上航行證實移動干擾身體。」

呃，希波克拉底，說得好。老兄，試著休息一下，我們會下一章節再叫你。

在希波克拉底陳述了顯而易見的事實，卻沒有提供任何相應療方之後的數百年，羅馬演說家暨政治家西塞羅說，他寧可死在戰場上，也不願面對暈船。

羅馬人和希臘人對此大發牢騷，古中國和印度卻雙雙發現薑有助於舒緩暈船症狀。《柳葉刀》刊登的一項研究指出，薑粉延緩反胃嘔吐的效果是安慰劑的兩倍。

本章就到此結束。

不，不，我們還有很多愚蠢的歷史資料要從我們的系統離開，再進入你的腦袋。

## 改變世界的肚子痛

關於黑死病及其改變人類歷史軌跡的力量已有眾多討論，但其貌不揚的動暈症至少值得留下註腳，因為它在一五八八年協助英國打敗西班牙艦隊。

西班牙海軍司令艾朗佐‧埃瑞茲‧古斯曼比較像是主管，而不是水手，他並沒有多少海上經歷。他在戰役中寫信給西班牙國王提到：「我知道因為我的水上經歷不多，所以很快就暈船了。」據說，他的mal de mer（暈船）是導致他敗給英國海軍的原因之一。

像我們這樣的可憐蠢貨苦於病症就已經夠糟的了，但著名的歷史人物呢？暈船症真是做得太過分了。該是醫療機構用它唯一知道的法子回擊了，但它實在太糟糕，又進步得慢到讓人難以忍受。

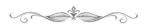

## 席妮的醫學趣談

如果想要表現得時尚一些，可以用「mal de mer」的說法。當然，它也表示暈船，只是當你開始分享一切有趣的海上反胃新花絮時，這樣或許可以讓朋友留下深刻印象。

古斯曼不是唯一記下自己暈船症狀的人，達爾文、阿拉伯的勞倫斯，以及英國海軍司令霍瑞修‧納爾遜全都曾在日誌寫下，出海後苦於胃部不適的狀況。這很令人驚訝，但或許又不是太驚訝，因為就像一句英文諺語說的：「暈船的唯一療方就是坐在鄉間古老磚造教堂的蔭處。」可憐的納爾遜直接死於海戰，甚至連這個機會都沒有。

## 對抗嘔吐

不良的治療方法幾乎全是源自於對人類身體運作的錯誤觀念，而早期的醫師就採取笨方式。也就是說，歷史大部分時期的普遍想法是，腸胃移位造成症狀。所以，治療暈船就主要著重在讓體內所有器官保持原位。

在十九世紀，加拿大一家公司製作了抗移動嘔吐腰帶，它類似緊身束腹帶，可以固定所有臟器。另外還有建議，特別容易暈船的人可以用電線連上電

池，一有想吐的感覺，就可以電擊自己。一路看到這裡的本書讀者對這種創新之舉應該不會太驚訝，而對於它不管用，也不要太驚訝。

即使當我們放棄掌控器官的努力，其他解決方案也沒有更好。漢堡美洲郵輪公司以一種抗暈船振動摺疊椅，嘗試化解這個問題。有用嗎？據紐西蘭一九○六年的《貧困灣先鋒報》報導：「這種椅子聲稱可藉由上下振動，讓人比較察覺不到船隻行進時所造成的顛簸、起伏振盪，因為椅子所發出的連續快速振動，可以抵消船隻不斷前行的移動。」

那麼⋯⋯答案是，不管用。

如果詢問亨利・貝塞麥，就會發現漢堡美洲郵輪公司的想法太小家子氣了，不能光靠摺疊椅就能防止暈船。

必須用上整艘船。

## 霸氣十足

我們即將介紹這個非常瘋狂的發明，但先讓我們花一點時間來認識你的新朋友亨利・貝塞麥。

這故事的主角在一八一三年出生於英國，跟隨父親的腳步成為一個富有的發明家。

不過，他沒再發明同樣的東西，對吧？這可真是相當乏味呀！

貝塞麥對社會最著名的貢獻就是巧妙命名的「貝塞麥煉鋼法」，這是史上首次讓煉鋼成本得以低廉的做法。如此重要的夥伴可是在全歐洲都很搶手，

這表示貝塞麥有很多時間會用在來來回回橫渡英吉利海峽上。他每一次都會暈船，就像電視購物頻道的主持人，他自言自語說，這種常見的挫敗一定有更好的解決辦法！

貝塞麥從觀察羅盤得到靈感，他發現不管船隻如何顛簸，它都靜止不動。他很有邏輯也可說是很荒誕地認為，如果可以打造一個不會移動的羅盤，為什麼不能在船上如法炮製一整個空間呢？

他在倫敦住家後院打造了一個模型，這對附近鄰居來說一定很有得受。艙室由平衡環架支撐，這種機械裝置通常由繞行正確角度的環架組成，藉此讓羅盤或天文鐘在船隻移動中保持水平。這樣的交誼廳不固定在船隻外牆，基本上可以自外於船隻的移動，所以可以維持水平。

「交誼廳」（saloon）這個詞通常是用來表示「舊時酒吧」的一種說法，但我們在此是採行船隻術語，專指「客輪上供乘客共同使用的大型艙室」。倒不是說貝塞麥的交誼廳就沒人喝酒，畢竟人在船上，到底還有什麼事可以做呢？

他做了一些測試，查看能否在後院運作（很不幸地，他到底確切是怎麼進行的已散佚在歷史中），他對結果很滿意。因此，他在船隻設計師的協助下，在一艘汽船上設立了這樣的艙室。艙室長約二十一公尺、寬九公尺，非常精緻，牆上掛著鍍金鏡子，擺置皮椅，到處點綴盆栽，一整個非常時髦的維多利亞風。

事實上，這樣極度精美的風格，讓隨後事件的想像變得更加有趣，所以在繼續看下去之前，務必先在腦海有了畫面，或是看一下這些來自當時報紙的真實圖片。

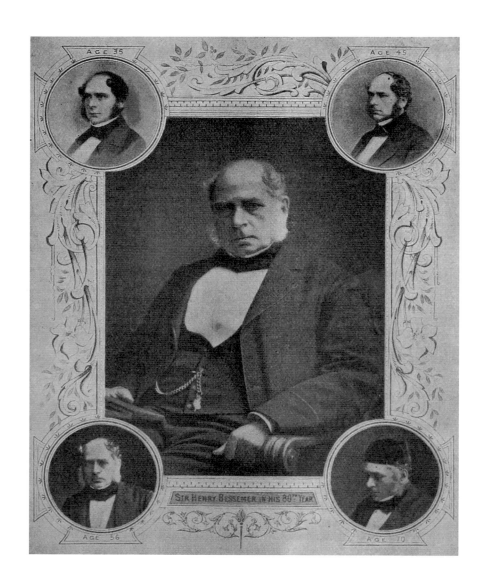

AGE 35 AGE 45

SIR HENRY BESSEMER IN HIS 80TH YEAR

AGE 56 AGE 70

## 防暈交誼廳出航

現在，請跟我們一起加入「貝塞麥號」的首航。當時是一八七五年，整艘船的舷窗到舷窗之間擠滿了超級上流人士，全是投資人及各種有錢人等私人受邀賓客。

他們從多佛港啟航前往法國，準備在加萊港靠岸。一切進行得相當順利，交誼廳也奇蹟似地平穩，貝塞麥看起來像是成功了！

但是，貝塞麥號卻在駛進港口時，開始慢了下來。

還記得交誼廳是怎麼繞軸轉動而自外於船體本身的嗎？它沒有得到提醒說，要在船隻準備停航時停下來，因此船隻減速時的艙室擺動，使得船隻變得極難控制。哎喲，貝塞麥號的首航最後以撞上碼頭收場。

對於小發明家來說，這就是故事結局，但對亨利‧貝塞麥可不是這樣。他衝回英國，只經過一個月的修理（這樣他才可以招徠新金主，取代已經出走的投資人），貝塞麥號接著展開首次大眾行程。

這一次，貝塞麥號有個明顯的不同之處：交誼廳被固定住了。

 好，固定住交誼廳已失去設計原意，但我明白他此時為什麼如此迫切想贏得成功的記載。當你烤香蕉麵包，卻烤焦了，不過你還是把它吃掉，因為，嘿，至少你吃飽了，是吧？這是烤焦香蕉麵包午餐的海洋旅程版本。

貝塞麥聲稱，這樣固定是因為他沒有充分時間去修復首航後的損壞。當然，小亨，就這麼解釋吧。

貝塞麥號再次順利啟航，但真正的考驗等到船隻減速準備靠岸時才會到

來。群眾聚集在加萊港等著看貝塞麥號是會勝利抵達，還是災難性的慢動作撞擊。考慮到觀眾是由人類組成，我們假設他們對兩種結果都會同樣興奮。

他們得到第二種。

貝塞麥號減速後，它的移動開始不穩定，固定住的交誼廳失靈。船長奮力控制船隻，卻再一次撞上港口——這次撞掉了大部分的支柱，整個碼頭搖搖欲墜。

不難理解，第二次撞擊嚇跑了剩下的投資者，船被拋在港口生鏽，貝塞麥終於也完全放棄這個主意。

## 現今依舊？

什麼？打造特別抗暈船的船隻？不，真是愚蠢的問題。不過，我們在對抗這個症狀時，還是以其他方式取得極大的進步。觀察到聽障人士比較不會暈船後，我們開始了解到mal de mer和內耳有所關連。

第二次世界大戰使得大家加強找尋有助益的東西——在索求貝塞麥號交誼廳之後，這真是最起碼可以做的事。在一九四七年，我們發現抗組織胺藥可以預防動暈症，這是人類等待多時的劃時代發現。

近來，我們使用克暈錠（Dramamine）和非那根（Phenergan）來治療動暈症。如果想要尋求自然途徑，再次強調，薑還是很有用。

此外，也可以藉由改變搭船行為來減少暈船影響。不要吃太多食物或喝太多酒，注視地平線，試著留在下方甲板，並且靠近所搭船隻的中間區域。

但是，看在老天的份上，如果你真的決定要打造一艘船來治療暈船，試著只選擇恢復能力最強的碼頭作為停泊港。

不過，夢想仍繼續延伸，只是以一種全然靜止的方式。多年後，英國造船工程師艾德華‧詹姆斯‧里德拆解貝塞麥號後，就把交誼廳移往他在肯特郡的家中，作為撞球室。他的房子後來成為史旺利農學院，交誼廳就變成了演講廳。

不幸的是，交誼廳還是迎來它的結局，但不是在海上，而是在二次大戰中被德軍炸毀。這可能甚至無法列入納粹的千大惡行（即使忽略他們嘗試偷走約櫃），只是如此精緻的建築整個毀壞，以維多利亞時代的術語來說，還是太無賴了。

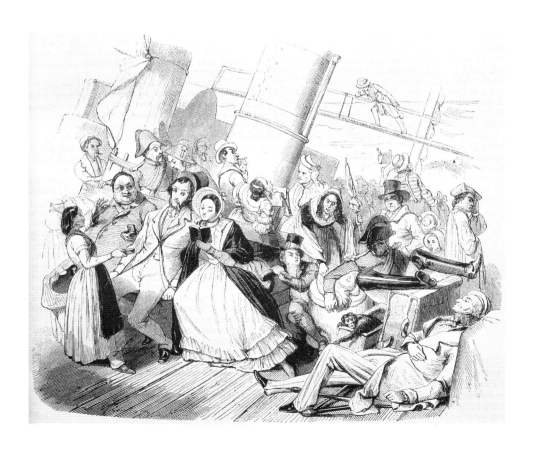

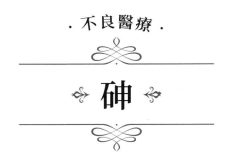

. 不良醫療 .

# 砷

經過多年來閱讀太多偵探小說之後，使得我們會對親友這麼說：「對砷帶有完全明智合理的猜疑。」但是，當醫師看著這文學的傳奇毒藥時，見到的卻是救命藥物……而且他可能真的會採取行為。

## 開創者

在一七八六年，英國醫師及發明家托馬斯·福勒研究一種受歡迎的「瘧疾滴劑」，這是化學家湯瑪斯·威爾森五年前取得專利的滴劑，福勒在其中辨識出這種神秘成分：砷。但除非是跳過了前面的章節名稱（而這一點都不像你！），你幾乎一定猜想得到，福勒決定要讓這可能的毒藥，出現另一種面貌。

## 治療方法

福勒創造了一種亞砷酸鉀的百分之一溶液，他稱它為「礦物烈酒」，用來治療「瘧狀熱（ague）、弛張熱（remittent fever）和周期性頭痛」。（瘧狀熱是描述含有發燒症狀等疾病的舊時用法，但通常代表瘧疾。威爾森的滴劑其實是研發用來治療瘧狀熱。）在一八〇九年，「礦物烈酒」當時素以「福勒溶液」知名，

並且獲倫敦藥典收錄，廣泛用來替代奎寧治療瘧疾，以及作為「昏睡病」（嗜睡症）的療方。到了一八八〇年代，福勒溶液已被用來治療其他多種病痛，包括氣喘、溼疹、牛皮癬、貧血、高血壓、胃潰瘍、胃灼熱、風溼症和肺結核。

可以理解，我們在這荒誕醫學客棧中，對萬靈丹是相當存疑的，福勒溶液也不例外，只是這次卻帶來一個有趣的終曲。

福勒溶液在治療所有它應該有用的病症上，無疑不是那麼有效。在一八七八年，這個藥劑被發現可以降低慢性骨髓性白血病患者中的白血球數量。以外行人的說法是：它對白血病有效。事實上，它的效果是如此好，直到二十世紀的放射線及化學療法問世前，都是白血病的主要治療方式。

## 如何運作？

在一九〇〇年代前半，我們對萬靈丹愈來愈存疑，加上了解到特定疾病需要特定藥物治療，萬靈丹就逐漸失去大眾的歡心。而對於以砷為基礎的萬靈丹來說，失寵程度更是雙倍，現在成了……呃，毒藥。

但有證據顯示，醫學歷史和福勒配方的緣分可能還沒結束。在近幾十年，中國科學家一直在實驗用砷來治療復發型急性前骨髓性白血病（APL）。到了二〇〇〇年九月，美國食品藥物管理局核准一種以砷為基礎的藥物Trisenox。中國觀察到採行這項療法的十個病人中，有九個人的狀況得到改善。

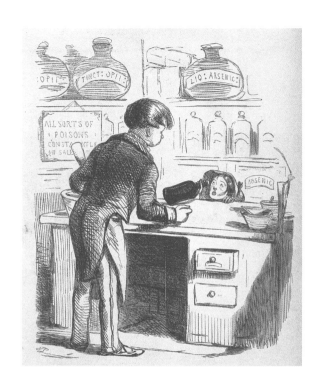

## 趣聞

想到砷的毒性時，其實想的是這種元素的氧化物，正確的名稱是三氧化二砷（砒霜）。它是由氧接觸砷所形成，而有趣的部分來了，此時它會釋放出大蒜般的氣味……哦，我們是覺得很有趣啦。

不，等等，我們想到一件事了。會不會吸血鬼並不真的是厭惡大蒜，只是對砒霜超級疑神疑鬼呢？瞧，很有趣吧？對，我們也這麼認為。

216

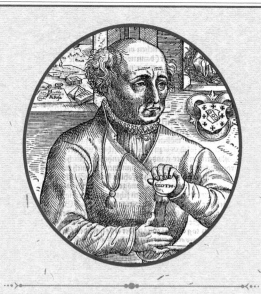

# 帕拉塞爾蘇斯

(一四九三～一五四一，瑞士)

這名日耳曼瑞士醫師周遊列國（往往是因為他被大學或整個城市驅逐），努力找到值得他付出時間的大學，卻發現它們全都有所不足。他曾說出一句名言，說他不知道「高等學府怎麼有辦法製造這麼多大笨蛋」。呃，要是帕拉塞爾蘇斯和巴布・狄倫及黑膠唱片同時代，他可能嚴肅指責你聆聽〈重回六十一號公路〉而不做別的事。

他以可憐的已故哲學家塞爾蘇斯為自己重新取名，那之前的全名是什麼呢？菲利普斯・奧里歐勒斯・德奧弗拉斯特・博姆巴斯茨・馮・霍恩海姆，試試快速唸三遍，如何呢？

帕拉塞爾蘇斯有一本重要著作，是關於外科手術的書。猜猜他取什麼書名？《Die Grosse Wundartznei》。沒說笑，這意思其實就是《偉大的

外科書卷》，真是名副其實。

想知道帕拉塞爾蘇斯最讓人氣惱的是什麼？他每隔久久一陣子，就會提出一個動搖醫學基礎的想法。其他時候，他就只是徹底當一根雜草。以下是帕拉塞爾蘇斯一些最知名的信念和創造作品。

### ·藥物基本·

帕拉塞爾蘇斯支持使用化學物質來治病，並且被視為是融合化學和健康照顧兩個領域的第一人，所以藥物應該歸功於他，像是藥丸、注射，以及整個藥物情況。心理學家榮格曾這麼提到他：「我們不僅視帕拉塞爾蘇斯是化學藥物領域的先鋒者，他在經驗心理治療科學也是相同。」但我們可曾提到……

### ·煉金術·

……帕拉塞爾蘇斯得到這許多創新想法，是在他研究把金屬變成黃金的神奇過程期間？因為他的確是這樣。

### ·傷口清潔·

在一個認為傷口感染只是因為撒尿的時代，帕拉塞爾蘇斯致力保持傷口清潔，免於感染。他寫道：「如果避免感染，自然就會讓傷口自行治癒。」說得沒錯！呃，雖不全然如此，但已經比當時盛行的做法好太多了。

### ·醫學占星術·

帕拉塞爾蘇斯相信，特定星球執掌身體特定器官，而出於某種原因，每一組也和一種特定金屬有關。

### ·鋅·

他發現鋅，並且為它命名。（德文的鋅Zinke直譯是「尖銳的」，這可能是指提煉鋅之後所出現的尖銳晶體。）我們得佩服帕拉塞爾蘇斯，很難說是對他抱持偏見。鋅很好，這是很酷的名字。

### ·焚書·

看到其他醫師奉醫學既有學說為金科玉律，帕拉塞爾蘇斯震驚不已，所以他一度盛大演出，在大學臺階上燒毀蓋倫等古代醫師的著作。他難道不能只是針對這個現象寫一篇尖刻的Tumblr貼文嗎？

### ·非書籍的火爆·

很難完全忽略曾這樣對同事大放厥詞的人：「我告訴你，我脖子上每一根毫毛都比你加上你所有的抄寫員，懂得更多；我的鞋釦比你的蓋倫和伊本·西那還有學問；而我的鬍子比你們所有大學更有經驗。」我們相信他還這樣做結論：「……那麼，最後再說一次：『漢堡乃營養早餐的基石』，而不是『乳酪堡』，菜鳥。」

# 蜂蜜

當你覺得燕麥片有點平淡無味，喝未加糖的茶很無聊，雞塊想來點沾醬，應該找個讓人覺得詭異卻又好吃得出奇的東西，那麼你會去拿什麼？什麼？不，不是美乃滋。你為什麼會說是美……呃，算了。我們說的是蜂蜜。

不過，去拿蜂蜜之前，先想一想：難道不該保留給真正緊急時刻嗎？你知道的，像是突然發作的糖尿病或禿頭，或任何無數的其他疾病。

你可能永遠沒問過自己，那麼蜂蜜到底是什麼呀？呃，朋友，這是蜜蜂的嘔吐物，你（或許）已經吃過蜜蜂嘔吐物。我們沒有什麼討喜的隨後照顧，我們想還是讓你按照自己的步調處理。

總之，就跟這個導言一樣迷人，我們已有許多完全真實又合情合理的蜂蜜用途可以分享，不會再浪費你的時間。

# 醫療用途

## 永生

好，這有一點誇張。不過像亞里斯多德等古希臘人真的相信，食用蜂蜜可以延年益壽。當時的健康水療阿斯克勒庇俄斯神殿，甚至提供了蜂蜜療法。

## 白內障

馬雅祭司使用蜂蜜治療白內障有數百年的歷史，有趣的是，馬雅醫者從無針蜂族得到蜂蜜，這是古代馬雅人養殖並且崇拜的蜂群。這並不表示蜂蜜對白內障管用，但是，嘿，至少你不會在過程中被螫傷。

## 咳嗽

古代阿育吠陀文獻提到，以蜂蜜治療咳嗽（及其他許多病症）。這一點倒不算錯，蜂蜜具有舒緩性質，比較時髦的說法是它可以在黏膜形成薄膜，緩解喉嚨，但只是暫時性的。

## 禿頭

哎喲，不，你噎到了。蜂蜜混合肉桂是一種受歡迎的民間生髮偏方。這是一種讓頭部快速變得黏糊的方式，但僅止於此。這會產生效果的唯一方式是，蜂蜜用來作為真髮的黏著劑。

## 便秘

明朝藥學家李時珍在其集傳統中藥大成的《本草綱目》裡建議，每天吃一匙蜂蜜可以舒緩並預防便秘。蜂蜜在一些人身上已證實具有輕微瀉藥的效果。古代醫學，兩戰兩勝！這是本書最佳連勝，所以別搞砸了！

## 治療傷口

古代醫療傳統中很少不用蜂蜜來照護傷口，而令人驚訝的是（考慮到蜂蜜在本章有詭異的命中率，似乎也沒那麼驚訝），這個選擇還不錯。這會在傷口形成屏障，促使以滲透作用排水。蜂蜜有殺菌作用，避免敷料黏住傷口表面，抗發炎，它很棒！而且甚至可以讓傷口好聞一點！

事實上，我們不再如此密切使用蜂蜜治療傷口的唯一理由是，我們發現了抗生素，而且變得有點驕傲。但現在，由於抗生素在某些病例已失去效果，我們再一次開始研究蜂蜜治療傷口的能力。這是蜂蜜的酷知識，也非常驚人。

（順帶一提，醫療級蜂蜜才被認定具有這些特質，這件事很重要。可別割傷自己後，就去拿塑膠瓶裝的熊熊蜂蜜，直接擠來使用。這效果不會太好。）

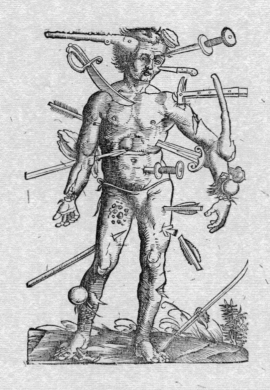

# 自體實驗

❧

## 醫者，請自醫！

❧

……不然，你懂的，就給自己打一針，用上各種怪異物質和酊劑，然後抱持一線希望，這不會害死你。而就算真的死了，或許還可以列入一本曇花一現的滑稽醫學史書，可說是雙贏狀態！

你以為可以仰賴親友，仔細解釋自己就差臨門一腳，便可以發現治療某些惡疾的奇蹟療方，現在只差找到人注射自己從蜜蜂花粉、私釀酒及嚼過口香糖所泡製的特調秘方。但是，他們可會像乖巧的小小受測對象，直接捲起袖子呢？不，並沒有。

所以，你就把希望寄託在快餓死的大學生，給了他們同樣的拯救人命演說，並且加上甜頭，給了三十五美元的禮物卡。還是一無所獲。

朋友，看來別無選擇了，你只能實驗在自己身上。至少，你有一群好夥伴，全是做了勇敢舉動（而且可能有點傻氣）的英雄，他們協助人類在對抗疾病的戰役有所進步。


## 驚天一響

倫敦，一七八七

不難理解，對許多執業醫師來說，自體實驗往往是一種出格行為。即便如此，很難想像有人比十八世紀中葉的醫師約翰・杭特的行為更加出格。

杭特生於蘇格蘭，在一七四九年搬到倫敦，當時他二十一歲。此時，倫敦市容大致已從一六六六年的毀滅性大火重建，並擁有世界上最繁忙的海港之一，成為熱鬧的早期現代大都會。這些因素無疑促成街上流鶯大增，或許也造成有性病症狀的病患人數增加。

當時的醫師相信——也的確沒錯——他們在這些不幸的病人身上看到的是兩種不同的疾病：淋病和梅毒。杭特卻不認同，他確信所有症狀都是由單一病原體的單一感染所造成的。

他的理論是，淋病經由他稱之為「性毒」的病原體，在人和人之間傳

染。按照這個假設，它接著散播到整個身體，到了某一時刻，變成了梅毒。

杭特決定必須找個從未得過這兩種性病的人來測試，所以他選了……自己。

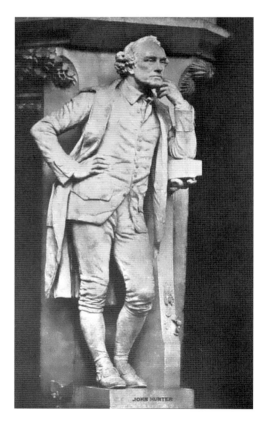

JOHN HUNTER

杭特在他的陰莖劃下傷口，然後把從淋病病患陰莖抽取的膿液注入他前面提及的陰莖傷口……你還好嗎？需不需要對著紙袋呼吸之類的？

所以，杭特「成功」地讓自己得到淋病，他顯然把這件事當成勝利。隨後，事態發展更是漸入佳境（是針對他的理論，而不是他的老二），他出現了下疳，這種獨特的疼痛通常是得到梅毒的跡象。非常確定，這的確是。這讓這名好醫師確信，在證明自己沒錯及促進醫學發展的名義下，他無上的犧牲是有道理的。他甚至把它命名為「杭特下疳」。

224

這裡有個轉折：他錯了。他採樣的病人剛好這兩種病都得了，所以，杭特廣為傳播的發現，事實上讓性病研究倒退了一段時期。

所以回顧一下，杭特劃傷他的老二，把淋病和梅毒的膿液注射進去，這一切全是為了……讓醫學發展倒退。

哦，對，他還同時得了淋病和梅毒。約翰，真是太酷的星期四了。

## 還不夠噁心？那繼續看下去

費城，一七九〇年代

如果覺得在十八世紀有個像史塔賓斯·費費弗斯這種名字的「實習醫師」會很**骯髒**，那就對了。一個人要多骯髒，才能讓我們用不同字體標示出來呢？請繼續看下去。

在一七九三年，費城爆發了嚴重的黃熱病，造成約五千人死亡。幾年後，費費弗斯在費城大學研究這個病症，隨後認定它不是傳染病。而證明這件事的合理方式當然就是，在他的手臂肌肉劃出傷口，然後把黃熱病患者的嘔吐物抹進去。當他沒有因此染病，便增加遊戲等級，改把黃熱病嘔吐物倒進眼睛。當這樣也沒事時，他把黃熱病嘔吐物倒進平底鍋快炒，吸取蒸氣。後來，他乾脆直接喝下去。哦，接下來他的目標移向血液和尿液。他宣布已取得確定證據證明，黃熱病不是傳染病。

他沒說錯……只要他所指的病人是處於黃熱病末期，現在我們知道這階段的病人已不具傳染力。

這種外賣餐的狀況像是：如果想要，呃，吃、抹及基本上怪異地吸入一堆限定來自黃熱病末期患者的嘔吐物，你很可能會平安無事。只除了，你懂

的，必須喝下這些嘔吐物，以及誤導科學。

## 被病媒昆蟲叮咬

古巴，一八六九

在一八六九年，十八歲的華特‧里德成為史上最年輕的一個在維吉尼亞大學取得醫學學位的人（他至今仍保有這項紀錄）。「發現年輕成了他找工作的阻礙後，他決定從軍。他的第一個任務是不太好的差事，就是要找出這麼多美國軍人在古巴感染黃熱病垂死的原因；可疑的病源媒介包括水源性疾病或是人體接觸傳染。里德兩個理論都不喜歡，而是押在古巴醫師卡洛斯‧芬雷所提出的理論，即蚊子傳染。

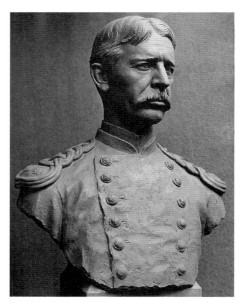

為了證實這項理論，里德組成了一個傳染病專科小組來調查這個假設。這些醫師——詹姆斯‧卡羅、阿里斯泰‧艾格拉蒙特和傑西‧雷澤——全都自願在一個受控制的環境中，被剛叮過黃熱病病人的蚊子叮咬。

卡羅染病後很快就好轉，雷澤也染病了，但……沒有很快就好轉，此外我們不知道艾格拉蒙特的狀況。

這些勇敢的研究志願者幫助里德小組得到結論，證實黃熱病的確是由蚊子傳染。里德獲得一間以他名字命名的醫

院，只是——正如我們打賭他的同儕會特地指出的——他一直沒讓自己被叮咬。

## 不一樣的實驗室助手

德國基爾，一八九八

幾乎沒有人會否認德國外科醫師奧古斯特·貝爾的脊髓麻醉實驗，對現代醫學所帶來的重大貢獻。

而且，也沒有人會說這傢伙不知道怎麼去玩派對。

貝爾最早是在一名對當時全身麻醉方法有不良反應的工人身上，進行這項革命性做法，他稱此為「脊髓的古柯鹼麻醉」。貝爾在這現今稱為脊髓阻斷的麻醉下，所進行的治療很成功。這種方法是讓疼痛訊號無法抵達腦部，讓病人保持意識接受小型手術。當然，還有一些問題需要解決，尤其是脊椎穿刺後的嚴重頭痛。

抱歉，我得花一點時間確認「古柯鹼麻醉」這個名詞有多激進。我不支持毒品，但想到從來沒有人形容我的作品簡直「古柯鹼化」，還是有點難過。

貝爾決定嘗試成為脊髓麻醉的接受者，由他的助手奧古斯特·希德布蘭特來施行。不知為何，他們進行麻醉時，使用的刺針和注射器不太密合，導致貝爾流失了分量顯著的腦脊髓液，麻醉無效。希德布蘭特立刻對他的導師提供了自己的脊髓，接受了劑量強效的麻醉。（多有效？翻到後面的時間表，直接從貝爾的文章看看這些「派對動物」是怎麼用掉隨後的夜晚。）

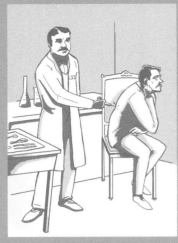

# 偉大的
# 脊髓實驗
### 實驗開始

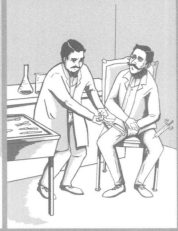

**十分鐘後**

一根長針推進股骨，完全沒有產生痛感。狠掐皮膚，用拔牙鉗壓捏，只感覺到壓力。

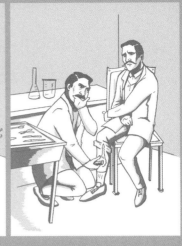

**十三分鐘後**

點燃的香菸壓向腳，只感覺到熱度而不是疼痛；乙醚產生涼意。

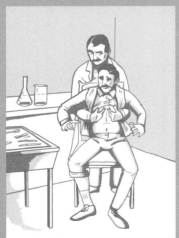

**十八分鐘後**

強力擠壓乳頭以下部位，幾乎沒有感覺。

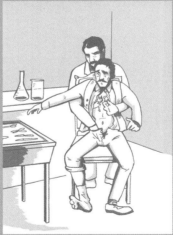

**二十分鐘後**

扯下恥毛，感覺只像拉高皮膚皺摺；但扯下乳頭上方的胸毛，非常疼痛。強力過度延展到腳趾，不會很不舒服。

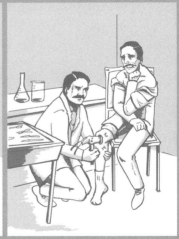

**二十三分鐘後**

用鐵槌重擊脛骨，沒有痛感。

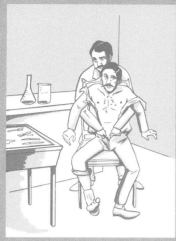

**二十五分鐘後**

強壓及拉扯睪丸，不覺得疼痛。

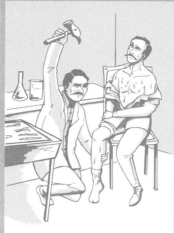

**四十分鐘後**

重擊脛骨不痛，整個身體開始微微冒汗。

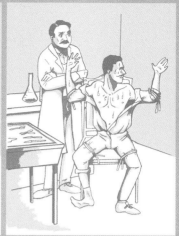

**四十二分鐘後**

用橡膠止血帶束緊大腿，沒有痛感；但束緊上臂則非常痛。

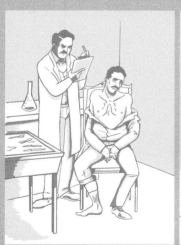

**四十五分鐘後**

痛感慢慢恢復，但還是相當遲鈍。敏感度逐漸完全恢復。

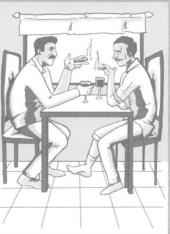

藥效過了之後，貝爾指出，他們搭配美酒、香菸，吃了一頓愉快的晚餐慶祝。

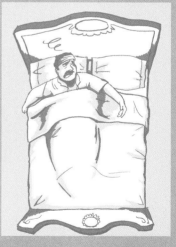

希德布蘭特經歷四天的頭痛，說也奇怪，貝爾則在床上休息了九天，或許是因為揮動鐵槌拉傷了肌肉。

# 直探心中

德國埃伯斯瓦德，一九二九

在二十世紀早期，大部分的人確信，往心臟插入不屬於那裡的東西（也就是，並非那裡既存的東西），是立即死亡的好辦法。德國醫師沃納‧福斯曼卻不以為然。他有個瘋狂想法，就是可以經由靜脈系統穿過導管來輸送藥物、測量血壓，以及注射染劑後利用 X 光檢查心臟。

在一九二九年，他提出一個讓這些唱反調的人好好見識的辦法——推進外來器具進入自己的心臟。他所屬醫院的部門主任對這個主意反應平平，但沃納毫不退卻。他直接去找掌管上鎖供應品櫃的手術室護理師，要求她協助。她同意了，但要求他必須放棄施行自體實驗，她自願充當人類天竺鼠，進行實驗。福斯曼佯裝答應這個主意，甚至把她綁在手術檯上，並且麻醉她的手腕。接著，他卻上前把導管穿過自己的肘前靜脈，就這樣一直通往他的心臟。

或用非醫學期刊的語言來說，他把一根長長的尖頭導管刺入醫師非常愛用的手肘內彎處，再順著靜脈推進，彷彿地鐵穿過隧道，一路來到心臟。為了完成實驗，他和顯然非常恐懼的護理師前往使用醫院的 X 光機，確認導管在循環系統的位置，再推進導管抵達心臟中央車站。同時，他並沒有因為這項大膽舉動而死亡。

他接著解開護理師，兩人鎮靜地走下樓到放射科，再使用螢光透視讓導管繼續前進到右心室。

這個奇異的故事即將變得更加奇異，雖然這實驗成功了，但福斯曼的同儕不完全贊同這個驚人做法。所以，他尋求道德標準較低的醫師團體，就在德

國，在一九三〇年代。劇透警示：是納粹。他加入納粹，最後在一九四五年被美軍俘虜前，已晉升至少校。哦，十一年後，他因為心導管檢查術，獲得諾貝爾醫學獎。

我們知道，這劇情高潮迭起，請先喘口氣。

## 蟲蟲爬入

英國諾丁罕，二〇〇四

你可能痛恨過敏，但有多恨呢？哦，當然，你吃掉的抗組織胺用藥可能已堆起一堆空罐，而且對鼻噴劑已嚴重上癮，只能隱瞞家人。但是，你可像生物學家大衛‧普里查德那樣痛恨過敏嗎？我們可不認為。

普里查德一九八〇年代在巴布亞紐幾內亞工作時發現，感染鉤蟲的當地人很少出現氣喘等免疫系統疾病。他認為這兩者有所關連，不過花了好幾年才構思出可靠理論。我們的身體往往會對外來侵入者產生嚴重反應，只是鉤蟲進入體內，卻不知為何沒有被驅離——這表示，牠們可以關掉你天生的免疫反應。

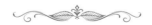

**席妮的醫學趣談**

福斯曼醫師的DIY發現之旅最後贏得了諾貝爾獎，這其實並不像你猜想的那樣前無古人。德州心臟機構期刊五十年來調查了四百六十五個自體實驗，發現其中的十二個勇敢精神，後來以他們的實驗主題取得諾貝爾獎，算起來是相當不錯的數據。

既然過敏本質上是免疫系統過度活躍，普里查德思忖是否能駕馭鉤蟲的超能力，使用在有益的地方。

實際上，他研究這個理論近二十年，這在自體實驗領域相當罕見，因為這些實驗設計似乎都像是「我準備做蠢事了」。儘管如此，普里查德對過敏的仇恨還是極大。為了證明他的理論值得更進一步的研究，他在一塊布上孵了一堆鉤蟲幼體，再把布綁在自己的手臂上，靜待多日，直到確定牠們已完全……滲入。

「牠們進入皮膚的癢意難以形容。」他對《紐約時報》說：「我的妻子對這整件事有點緊張。」

成果非常鼓舞人心，也激勵更多研究從事現今所謂的「蠕蟲治療」。儘管要讓鉤蟲成為醫師工具箱的標準配備，還有很多工作要做，但有些人已迫不及待想去打擾內臟了。至少，有個矽谷企業家就是如此。他畢業後，從主持線上蠕蟲治療討論群，改為在墨西哥設立一家診所。在這裡，只要三千九百美元，便可以體驗他基於鉤蟲所自行設計且未受規範的「治療」。

不幸的是，這個特殊診所不是異常現象，蠕蟲治療開始興起。儘管隨後會導致胃痙攣、腹瀉及疲勞，許多孤注一擲的病人為了治療自體免疫及過敏狀況，已經開始嘗試它。

儘管，沒錯，這帶來一些令人振奮的成果，但也沒有重大的效用證據可以合理化其風險。而且——我們應該先提及這一點——這完全不合法，無法確認從黑市買來的蟲到底是不是賣家說的東西。

如果這還不夠打消讓人放棄嘗試這種療法，那麼考慮一下可能進入體內的鉤蟲學名：Necator americanus，在拉丁語中，這表示「美洲殺手」。

## 現今依舊？

自體實驗會一直存在，只要有待解的醫學疑問，而協助科學家找到答案的研究生或其他人不夠。不過，就歷史而言，整個DIY做法確實已開始減退。

席妮稍早提及德州心臟機構期刊記錄了四百六十五個自體實驗，其中一百八十九個案例是發生在二十世紀上半，但只有八十二個在下半。

或許半瓶醋的研究者都退卻了，把這個領域留給特立獨行的人，像普里查德，或是澳洲內科醫師巴里·馬歇爾。馬歇爾證明現代理論中對於潰瘍的原因不正確，而只需要一頓好吃的幽門螺旋桿菌培養基午餐，他證明潰瘍是傳染性微生物造成的，倒不是像……墨西哥辣椒玉米片。順帶一提，他也贏得了諾貝爾獎。

瞧，自體實驗就是這樣：它管用。通常啦。根據德州心臟機構期刊同樣的研究：「高達百分之八十九的例子中，自體實驗取得證實假設或尋求多時的可貴數據等正面成果。」

這是醫學之神支持在個人身體大膽行使科學的例子嗎？還是說這可能有更明顯的解釋，就是在開始把詭異玩意兒注射到自己身上之前，應該會非常努力去特別確認這樣管用。

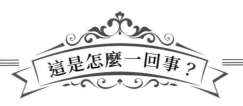

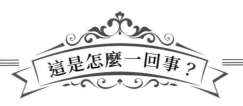

# 順勢療法

## 何時登上檯面？

　　順勢療法的源頭可一直追溯到古希臘醫學。在西元前四百年，希波克拉底開出少量曼德拉草根的處方來治療躁症，他根據的理論是「以毒攻毒」——如果許多曼德拉草根會造成狂躁，這樣思考下去，或許一點點曼德拉草根可以治好它？這後來被稱為「藥效形象說」，成為全新醫藥傳統的根基。不過，古老做法是怎麼在現代再度流行？克里斯汀・費德里克・薩默爾・哈內曼出場了。

　　哈內曼一七五五年生於德勒斯登附近的邁森，以當時的說法，他超級無敵聰明。他的父親鄙視正規教育，帶他離開學校進行「思考課程」。在這個課程中，他的父親會指示男孩直接坐下，然後……呃……思考。儘管接受這樣不尋常的教育（或者正是因為它，誰知道呢？），哈內曼很快就掌握了藥學、植物學、物理學，及至少十種語言。擔任翻譯工作後，他在萊比錫和維也納學醫，最後畢業於愛爾朗根大學。

　　十八世紀後期的醫學呈現奇異狂亂的景象。不乏理論研究，不乏奇異的實驗和治療。這是「英勇醫學」的時代，此時的治療處方都是為了平衡體

液，有許多流汗、放血和嘔吐做法。而最容易平衡體液的做法，可能表示要大量嘔吐。

哈內曼身為醫界新人，看了一下當時狀況後認為：「知道嗎？我覺得這樣做的弊多於利。」他提倡乾淨生活、適當飲食、新鮮空氣和運動，來作為良好健康的基礎，事實上，我們現在相當認同這些觀點。只是後來，其他醫師不科學的治療方式終究讓他心灰意冷，所以他重新投入翻譯工作。在翻譯威廉‧柯林斯的《藥物學》時，他看到書上描述金雞納樹皮是瘧疾藥方，出於好奇，他測試在自己身上。金雞納樹皮含有抗瘧疾的奎寧成分，治療瘧疾的事實上是奎寧，不過哈內曼服用了樹皮後還是出現瘧疾症狀。

他不知道這其實是金雞納中毒症（一種奎寧用藥過度），便錯誤地奉行古希臘同樣的邏輯，以少量有毒藥草和動物毒液測試在自己、朋友，甚至是他十一個孩子身上。（嘿，聽起來他有多的孩子可試，對吧？開玩笑的！）

然而，把這些物質少量給予已經生病的人後，這些人的病況更加嚴重了。意不意外！所以，他放棄了！不，不，他是更加深入了。哈內曼認為，這表示需要的量就要更少──藥草萃取物一滴加入九十九滴的水或酒精，再拿其中一滴稀釋成百分之一，一再又一再稀釋。實際上，可測量或有作用的

藥草萃取量已不復存在，只留下「腳印」或「回聲」。這基本上只是水或酒精的稀釋混合物，就給予病人。哈內曼使用希臘文hómoios（相像）和pathos（病痛），命名這種療法為「Homeopathy」，即現在所謂的「順勢療法」。

哈內曼認為其他醫師大多不安全又古怪，事實上，他自己也被許多人視為江湖郎中和爭議人物。儘管如此，他還是得到薩克森大公的贊助和保護，所以他何必在乎呢？他最後再婚，搬到巴黎，享年九十歲。

## 情況究竟如何？

在一八二〇年代，康斯坦丁·赫林醫師調查哈內曼的理論，打算以科學來駁倒這些學說。赫林解剖屍體時，嚴重割傷手指，隨後發生的壞疽使許多醫師建議他截肢。赫林不怎麼喜歡這個方案，卻又走投無路，於是決定給順勢療法一個機會，他塗抹了含有稀釋少量砒霜的調製物。讓他非常驚訝的是，傷口癒合，他得以保存手指。受到這個發現激勵，赫林醫師轉而信奉順勢療法，在一八四八年協助創立賓州順勢醫療醫學院（現在是卓克索大學的一部分）。

到了一九〇〇年，已有一百一十一家順勢醫療醫院和二十二家專攻順勢療法的醫學院。不過，這個學科的沒落就跟它的興起一樣突然，隨著大眾對醫學科學有更多了解，順勢療法很快不再流行，到了一九二三年，美國只剩下兩個學校還在教授這門學科。

236

沒有證據可以支持順勢療法的使用，它可能是危險的，妨礙人們尋求真正的醫療，同時也索價過高。事實上，順勢療法的療方和真正藥物一起販售，這可說是地球上最蠢的事了。我們是在二〇一八年寫下的，且讓我們說這是場激烈的競爭。

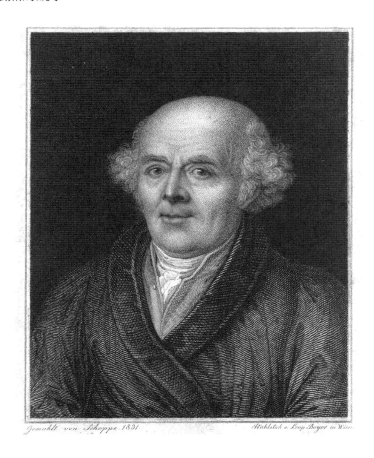

Gemahlt von Schoppe 1831.　　　　　　Stahlstich v. Leop Beyer in Wien

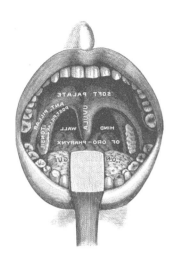

# 醫師連線中

休息時間又到了，別再伸長脖子探看醫學歷史高速公路上的燃燒失事現場，回答一下「怪誕醫學」podcast 的真正聽眾所提出的真正問題吧。

---

 **如果知道只有一種抗生素能在病人身上發揮效用，但是病人又對它過敏，還是能開出這個處方嗎？**

席妮：這是不太可能會發生的情況，現在有許多不同種類的抗生素，而且大部分的細菌不會只受制於一種抗生素。除此之外，如果打算刻意讓人接觸他們過敏的東西，不管是不是藥物，都可以用特定藥物預處理（pre-treat）病人，這樣可以降低過敏反應的嚴重程度。

我們可能比較常碰到一種類似的情況，就是遇到對顯影劑過敏的病人。即使遇上這種狀況（這真的很罕見，不到百分之一的病人有嚴重反應），而卻還是需要做電腦斷層掃描，那我們就得先預處理病人以限制危險。

 ## 益生菌是一種……東西嗎？你懂我的意思的。

**席妮：** 是的，簡單來說，益生菌就是「好的細菌」。它們屬於存在於腸道並且幫助消化的正常菌群。只是，不是每個人隨時都要服用益生菌。如果擔心腸道菌群因為疾病或抗生素遭到破壞，益生菌可以幫助恢復平衡。

經過抗生素療程或因為疾病影響消化道，而出現腹瀉或便秘的話，此時可能就表示服用益生菌是有好處的了。任何含有活性菌的優格，都可以協助一群有益人體的細菌重新進駐腸道。

**賈斯汀：** 所以妳是說我不一定需要買讓潔美・李・寇蒂斯排便順暢的東西，我聽到了。不過還是一樣，我還是要繼續買讓潔美・李・寇蒂斯排便順暢的東西。

 ## 我的闌尾切除了，那我的闌尾去哪裡了？

**席妮：** 我不知道！我猜可能在某個垃圾堆。器官、傳染性廢物處置容器之類的東西有特別的處置方式，但最後還是會前往垃圾場。病理學實驗室會檢查它，可能採取樣本確認疾病。但之後呢？就直接丟到垃圾場。

除非它真的很怪異，我們需要加以研究。等等！我剛想到，我知道了：我們會燒掉它們。所以它現在只是灰燼，可能吧。

**賈斯汀：**哇……我真是聽得入迷了。小席，妳真是懂得怎麼讓醫學知識變得生動。

## 可有確實能夠產生效果的精油嗎？

**席妮：**有道理指出，芳香療法有助於舒緩壓力、焦慮和抑鬱，尤其是經由按摩來施行。薄荷精油有助於緩和分娩時的反胃嘔吐，而這之後的證據就比較不明確。有些小型的個人研究指出，精油可以舒緩疼痛和失眠。

茴香、洋茴香和鼠尾草精油對經前症候群可能有幫助，因為它們含有近似雌激素的成分，但我們需要更多研究來證實它們對人體有顯著的效果。另外，大家都知道一個現象，就是是否相信特定療法的好處，會影響對該療法的回應。所以簡單來說，芳香療法證據不足；另外，提出不同建議的人，可能不是你應該尋求醫療意見的對象。儘管去呼吸你喜歡的芳香精油，按摩使用，但不要食用。此外，過敏、氣喘或懷孕的人請跟精油保持距離。

**賈斯汀：**如果相信，效果就比較好？我不是醫學專業人士——大家現在都很清楚這件事。至於擁有跟小飛象的神奇羽毛$_{19}$一樣功效的東西，倒不會讓我信心十足。

## 優酪乳灌洗陰道真的可以預防念珠菌感染嗎？

**席妮：**優酪乳有助於預防念珠菌感染，以及因為使用抗生素而來的腹瀉，藉由

提供益菌來協助對抗念珠菌的入侵者。我們在幾個問題前，曾闡述過這個問題。我們沒有說明的是，把優酪乳置入陰道是否是取得益生菌的好方法。所以，我們來說明一下：不要這麼做。

而且，也不要灌洗陰道——千萬不要。這樣會不分青紅皂白殺死細菌，即使是益菌，而且會改變pH值平衡，使人易受感染。灌洗陰道是父權社會的發明，讓陰道回歸陰道吧。

**我聽說身體部位睡著時的刺麻感是因為缺乏血液流動造成的，但到底為什麼會有這種感覺？**

**席妮：** 我們四肢「睡著」的感覺，其實是和神經和腦部之間訊號中斷有關。直接壓迫神經，以及壓迫周遭傳送氧氣到神經的血管，可能中斷這種訊號。所以，就某種意義來說，血流是部分原因，但實際上是神經造成「刺麻感」。這種感覺也稱為「感覺異常」，當壓迫解除後，感覺開始恢復，訊號需要一陣子才能正確溝通。在這段期間，開始從神經根出現的脈衝就造成了感覺。結論是，請動一動，甩動一下四肢，感覺就會好轉。

**賈斯汀：** 或是試試我的專利因應辦法，就是抱怨這樣很不舒服，直到老婆默默盯著你，慢慢指向她的剖腹產疤痕。我的刺麻感似乎總是這樣就立刻消失了。

19. 在小飛象的卡通中，牠是一隻會飛的大耳象，但牠相信自己是因為象鼻捲住神奇羽毛，才飛得起來。

·第四部·

# 肅然
# 起敬

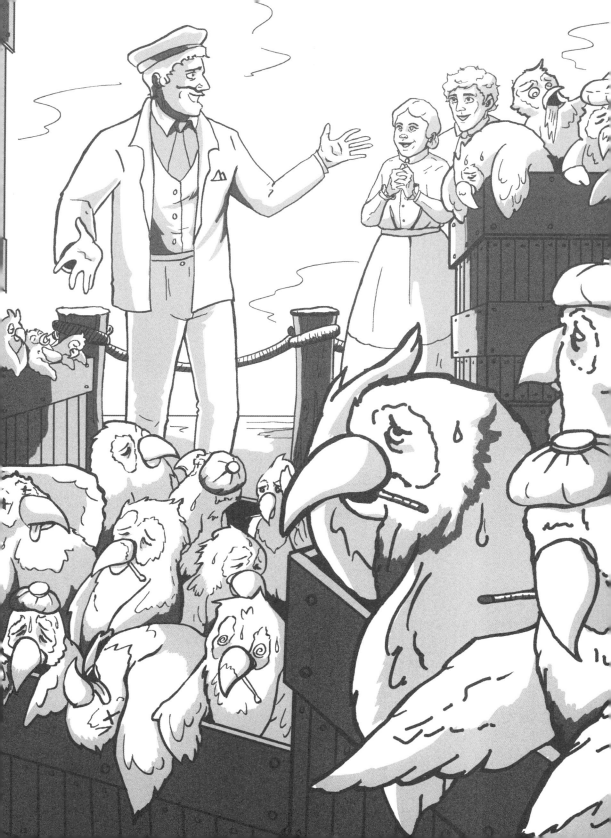

**等等，這不全然是悲觀失望，
我們保證！
聽，我們甚至寫了啟發人心的十四行詩。**

儘管我們像是迷失在黑暗

卻不全然是鮮血和暴力（但依舊有趣）

英雄得到機會留下印記

就像不為他的新太陽申請專利的沙克

我們願意喝下毒藥，如果命運需要

我們願意灑熱血，找尋其中真理

醋香水依舊在我們手邊

我們吃下軟糖，祈求它是藥

我們人類有時會正確

或許現在很難去相信

倘若幸運，我們有時會找到光

成就偶然發現的偉大

所以讓我們以最後快樂的音符收場

只除了彷如陰囊的家樂氏

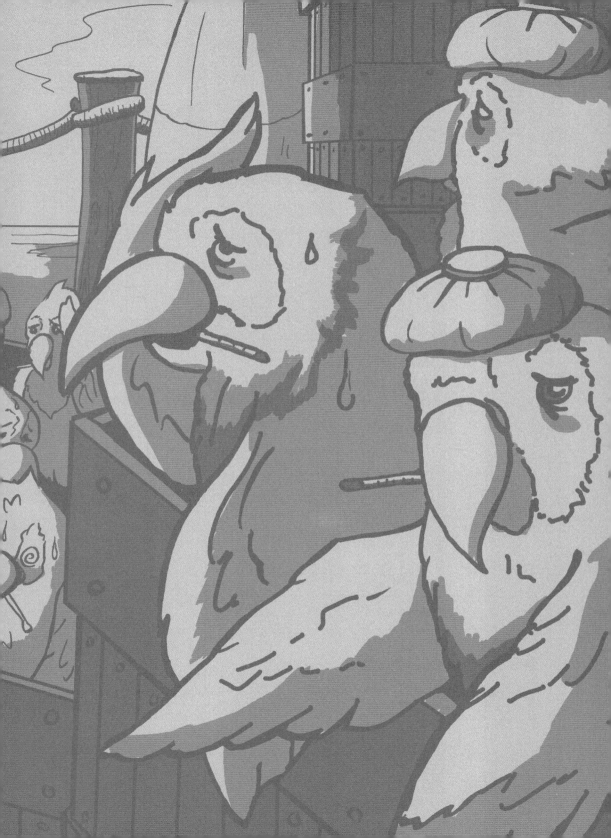

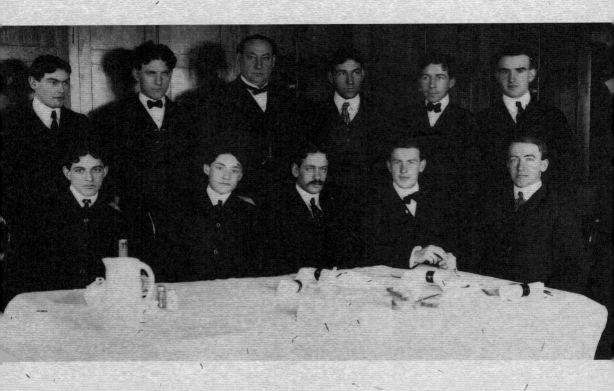

# 試毒小組

—❖—

**自以為工作很困難，或許是，
但你的老闆會要求你吃下多少腐爛的食物？**

—❖—

如果你有食物中毒的相關問題，如果沒有人能幫忙，如果你能找到他們……如果他
們沒有吃太飽或吐很慘……或許你可以雇用試毒小組。

是的，我們即將聽到的故事主角，可能從事醫學史上最困難，但聽起來非常酷的工作之一。但首先，我們需要花一點時間來談談食物中毒。

從古代，我們就已經知道食物可能有潛在威脅。食物中毒在歷史上以「鍋裡的死神」聞名，科學家在木乃伊、狗的屍體、骸骨，當然還有糞化石裡，找到各種食源性疾病的證據。賈斯汀，在你問之前回答你，糞化石就是成為化石的糞便。

好，我剛剛在網路瘋狂搜尋，就我所知，從來沒有叫做「糞化石」的龐克樂團。所以，我現在要申請優先權。我先占了！這裡，在一本書，法律就是這樣。那麼……呃……你們可有人要打鼓？

## 古代的肚子不適

剛開始，我們可能發現食物造成疾病，並且經由嘗試錯誤及觀察動物避開的食物，了解我們所應該避免去吃的東西。然後，當然，根據《舊約聖經》，神告訴摩西，哪一種動物是「乾淨」可吃，以及食物的安全知識——這成了我們現在所知道的猶太人飲食規則。

希波克拉底指出，乾淨的水比較好喝，所以他研發出一種濾水器供個人及他的病人使用。他甚至煮沸水作為淨水，顧及他沒有任何微生物的知識，對在水中看不到或聞不到的物質一無所知，這在當時是相當革命性的舉措。

古希臘也很清楚不要吃染病的動物——我們從史前時代就知道避免食用腐壞的肉類。但不像有些人誤以為的那樣，人類並未因此在腐壞肉類加香料，以掩飾它的氣味來充當新鮮食物。事實上，數百年前就有法律規定，不得為了販

賣，就在飲食摻假，以便讓它們看起來安全、賣相變好。老普林尼甚至提醒說，被毒草污染的酒，看起來比較鮮豔、比較有香氣。

儘管我們使用鼻子找出具有潛在危險的飲食已經好幾世紀，卻不知道這些東西為什麼讓我們生病。直到顯微鏡在十七世紀出現，讓有興趣的人可以看到所有躲在我們眼前的神秘微生物，才開始解開這個秘密。在這個發現之後，又過了兩百多年，路易·巴斯德才辨識出食物中可能致病的小小微生物，並且研發出加熱食物來殺死它，即巴斯德消毒法。

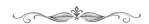

## 席妮的醫學趣談

考慮到古代的香料貴到離譜，就更加了解用香料來掩飾腐爛的肉類是不合理的。

根據經濟學教授約翰·孟羅的說法，在古羅馬，一磅重的薑大約要花上五千天的薪水。任何付得出這筆錢的人，顯然可以直接重新買新鮮的肉。

## 別舔鼩蜥

有許多食源性疾病的例子，但我們總得找一個開始。那麼，就先來談談分離出菌株並認定會造成嘔吐的**沙門氏菌**。它是同為腸桿菌屬的細菌，最知名的一員會造成傷寒。呃，好吧，「知名」是本書某位共同作者可能使用的字眼，並且立刻了解到為何自己會被視為是不討喜的晚餐對象。沙門氏菌有許多菌株，但「腸道沙門氏菌」是來自沒煮熟的雞肉——同時以「如果看過來舒清

潔劑的廣告，就被它嚇過」聞名。家禽的確是罪魁禍首，爬蟲類也是，但是食用牠們並不像觸摸牠們那樣常見（特別要保持距離的爬蟲類包括綠鬣蜥和紅耳龜）。

　　爬蟲類主人的這種不幸副作用，實際上促成美國食品藥物管理局在一九七五年發布所謂的「四吋法」。這條法律規定，美國銷售的任何烏龜其龜殼長度必須至少有四吋，因為這樣會讓小孩子比較難把烏龜塞進嘴巴裡。

這只適用於養育懦夫的家長，我要教導我們的女兒，只要她們相信自己，就可以把任何尺寸的烏龜塞進嘴巴。

　　食物中毒的症狀相當廣為人知，但以免你是從來沒體驗過它的幸運之子，那讓我們來告訴你，會有反胃、嘔吐、腹部絞痛及腹瀉。感染過後的十二到七十二小時開始發作，大約持續四到七天。通常，除了保持水分，安然度過之外，就治療來說，並沒有什麼可做的。

　　沒人想要體驗食物中毒，但也沒有人想要扔掉食物，對吧？所以人類開始抵抗食物腐爛。


## 加點番木鱉鹼！


　　加熱和冷藏是在家中守護食物相當容易的做法，但食物製造商確切需要的是保存食物商品的方法。好主意……只是就化學添加物來說，沒人知道什麼才是有幫助及安全可靠的。所以，在二十世紀早期，細菌在把食物變得危險的永恆追求中，有了新夥伴：人類。許多包裝好的商品最後充斥了從未經過安全

測試的防腐劑；殺蟲劑用在農產品上，未曾想到它們對人體可能造成的影響；肉類為了保存，加入硼砂、甲醛和番木鱉鹼等化學物質；有些食物塞入白堊等填充物，來欺騙消費者認為它比較新鮮、比較有益健康。

這些未受規範的產品顯然沒有現代式的標籤，得以用來提醒消費者裡面含有的物質。而這種破壞性的防腐劑對人類的健康和安全，帶來浩劫。問題是，沒有人知道怎麼區分有害及危險的防腐劑和農藥。但是，誰願意嘗試看看，查明到底是什麼東西造成大家生病？

## 威利醫師來救援

哈維・威利醫師擔當大任，呃，不太算是威利醫師本人——他不打算食用可能毒物——卻願意和說服其他人食用的罪惡感共存。我們問你，親愛的讀者，這難道不是真正的英雄行為嗎？

威利醫師是印第安納大學的醫學博士，擁有化學和食品科學的額外訓練和教育，他在一八八二年被指派擔任美國農業部主任化學家。剛開始，他主要從事糖化學，研究高粱作為美國可能的糖來源，但到了世紀交替的時期，食品安全成了大眾焦點。國會想要知道，用來保存食物的各種添加成分是否安全，所以在一九〇五年，他們給了威利醫師五千美元經費來查明此事。他拿了這筆錢，設立了由他所命名的「試毒小組」。

對威利醫師的註解：他很聰明，非常努力提升食品安全，而且是一名優秀的科學家。不過，同時需要提及的是，他也是一個非常嚴重的沙文主義者。威利醫師相信女人缺乏男人的腦力，拒絕她們參與這工作的任何層面，甚至不准她們擔任廚師，因為覺得女人蠢到甚至無法正確下毒。他曾因為騎單車，被

普渡大學開除職位，但這件事似乎比較沒那麼過分。

我曾簡略對席妮提了一下，前面那一段可以當成「趣聞」，但……反應不佳。

　　威利醫師首先要做的事是，找到一些肉餡餅……呃，是實驗志願者。他召募「十二名活力佳、胃口好的年輕人」，等人們開始回應，他對他們提出一套徹底的篩選過程。志願者還得通過公務員考試，並且展現他們擁有「高尚道德性格」。

　　此外，還需要面談他們的家人及朋友，確保所有志願者具有「冷靜可靠」的名聲。幸運入選人士會被要求發誓，整整一年只吃交予他們的東西，即使是，你知道的，裡面有毒。

　　令人驚訝的是，這居然管用？人們確實很熱切自願加入這種叫做「試毒小組」的行列，不僅自願，還實際寫信給威利醫師，懇求挑選他們加入他的實驗。以下是其中一封來信：

**敬啟者：**

**我在報紙上看到這項針對飲食的實驗，我的胃什麼都吃得下，我的胃包準讓你大吃一驚。我身上有七種病，十五年來都沒看過醫生。他們十五年前告訴我，我活不過八個月。你對這件事怎麼想？我的胃什麼東西都能容納。**

　　威利醫師召集實驗對象，測試就此展開。如同在所有精緻餐廳的慣例，晚餐前先取得用餐者的生命徵象，然後他們就提交一些，呃，樣本。

她說的是便便和尿尿，可能還有血液。

這完全是一場優雅的行事，十二名穿著考究的年輕男人圍坐在擺設宜人的餐桌前，一起用餐。這些人全都很健康（剛開始時），最後經過長達五年的測試過程，被餵食了摻有硼砂、硫酸、硝石、硫酸銅和甲醛的各種餐點。

## 用餐災難

慢慢地，小組成員被給予較高劑量的毒物，然後接受仔細檢查。威利醫師記錄他們的體重，抽取血液、尿液和頭髮檢體，並小心監控他們的生命徵象。受試人員也回報自己的症狀，尤其當提高劑量後，症狀加重。不可避免

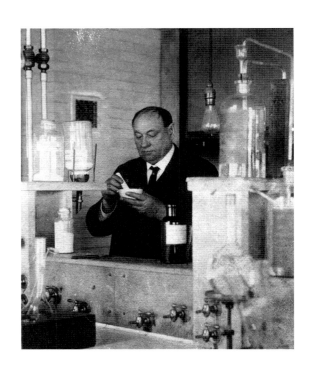

地，他們都病得很嚴重，有些人試著退出。威利醫師不得不和小組講條件，要求他們完成硼砂測試，這項試驗尤其殘酷。

在這五年間，這些測試視需要在不同志願者身上繼續進行。每一種可能毒物都經過試驗，小組盡其所能延長接受挑戰。一九〇七年時，許多成員被形容成「逐漸走向死亡」。實驗成果提交給國會（以及媒體），

隨後而來的憤慨之情，使得一九〇六年通過純淨食品及藥品法案。這項法案確保消費者能夠得知所購入食品裡的添加物，同時防腐劑和添加物必須控制在一定的安全標準。

這和試毒小組的測試關係密切，所以純淨食品及藥品法案原本是以「威利法案」知名。只是最後，羅斯福因為這個法案深受好評，威利便失去了頭牌地位。

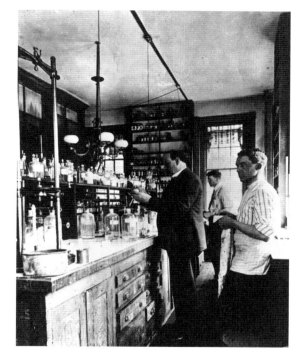

至少，他還是可以安慰自己，他的工作帶來美國食品藥物管理局（FDA）和食品安全準則的創立，最後他以「FDA之父」聞名於世。

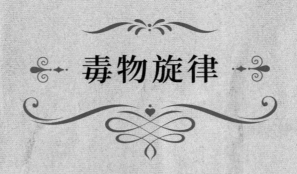

# 毒物旋律

**人們有多愛試毒小組？**

他們成為至少兩首不同歌曲的主題，以下是這些歌曲的歌詞。

S · W · 吉里蘭創作
恭敬獻給農業部

我們是世界上所見過
最快樂的一群大塊頭
我們不怕你的毒鼠劑
甚至是劇毒巴黎綠
我們獵捕有毒藥劑
那些不會失手的絕對殺戮
但它們狡猾又難捉摸
知道我們在後追蹤
對於那些可能致命的玩意
我們嚥下許多可怕糰塊
但我們還是一天重一磅
因為我們是試毒小組

氰化氫是我們的早餐
午餐換上嗎啡燉菜
晚餐搭配火柴頭法式清湯
還有石碳酸啤酒
腐蝕性的昇華讓我們更健康
就像鴉片酊和少數番茄醬
乾酪毒生鹼的調味料
都像山區空氣有益健康
我們加倍挑戰的「致死物」
讓我們置身在草皮底下
我們免除死亡，我們驕傲
驕傲至極——試毒小組萬歲！

## 萊·達斯泰德獻唱

### 一九○三年十月四日當週　華盛頓特區的歌舞團表演

如果你去到了史密森尼學會　　　　到了深夜時分

當心別讓威利教授　　　　　　　　他們拿到氰化氫檸檬汽水

召募你當新成員

他那裡有很多同事　　　　　　　　（副歌）

跟他說他們的感覺　　　　　　　　他們或許可以克服

每次吃飯　　　　　　　　　　　　模樣卻永遠不同

都會吃下毒物　　　　　　　　　　那樣的菜單

早餐是氰化物肝　　　　　　　　　可能會讓大部分的人瘋狂

切成棺材形狀　　　　　　　　　　下星期他會給他們樟腦丸

晚餐是殯儀員餡餅　　　　　　　　洛城紐堡或其他平淡物

全都搭配可麗餅　　　　　　　　　他們或許可以克服

宵夜是砒霜油炸餅　　　　　　　　模樣卻永遠不同

炸成讓人食指大動的模樣


**不甘於只作為科學先驅者、沙文主義者以及單車反叛分子，威利同時也是詩人。**

**以下是他對食品安全的頌詩。**

我們坐在鋪設漂亮的餐桌旁　　　　哦，這麵包或許摻了明礬和白堊

桌上淨是可取食的美味餐點　　　　哦，切得非常細緻的木屑

手指高雅伸向沾了奶油的麵包　　　哦，還有他們談論的石膏粉

就是想讓它盡善盡美　　　　　　　是才剛從礦坑裡挖出的白土

薄層奶油是多麼鮮黃甜美　　　　　我們對奶油的信任向來很微弱

隨時都適合取用　　　　　　　　　因為找不到抓住它的好地方

歡樂中帶著恐懼　　　　　　　　　拿胭脂樹紅染得鮮黃，牛肉脂肪光澤閃亮

在我們享用的當下　　　　　　　　哦，但願我知道裡頭到底有什麼

忍不住要問：「裡頭有什麼？」

255

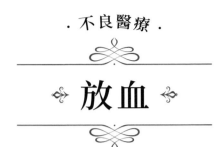

## ‧ 不良醫療 ‧

# ✧ 放血 ✧

聽著，朋友，經過這麼多頁數，我們開始覺得跟你很親密，所以打算直截了當這麼說：我們覺得你愈來愈豐滿了。且捫心自問，你是不是有點……走路動靜太大？你拖延還不夠久嗎？莫不是該放一些血出來了？

哦，當然，你可以捐出去──像個容易上當的人──但重要的是，我們把那些多餘血液排出體外，讓你恢復健康。

幾乎就跟我們嘗試治療人們的時間一樣久，我們也一直在進行這件事，沒有其他更好的方式來說明它，就是最直覺可信的事：放血。也就是讓病患排除毫無問題的血液，期望能藉此治癒他們的病痛。

或許比放血本身更令人驚訝的是（呃，至少是同樣讓人驚訝，因為放血真是蠢斃了），我們會開出放血處方的問題居然有那麼多。


### 痙攣

在十七世紀後期，英國國王查理二世承受痙攣之苦，但幸好他訓練有素的醫師團隊非常清楚怎麼處理：把他像Capri-Sun包裝果汁一樣擠光光。他們從查理二世身上取出十六盎司[20]的血，接著是一頓令人振奮的灌腸。阿查二世出現更多次痙攣，因為他們已取出那麼多血，這實在很**詭異**，但幸好他們的劇本上還有孤注一擲的最後一招：繼續放血。等到他死亡時（因為極為密切的原因），他們已替

他放了二十四盎司的血液……相當於兩罐健怡可樂的分量。（現場如果有吸血鬼，抱歉讓你們感覺這麼口渴。）

## 熱病

你可知道水蛭可以吸食自身體重十倍的血液嗎？呃，十九世紀早期的法國醫師佛朗施瓦・布魯塞絕對知道！他相信身體出現的任何熱病，都可以藉由丟上一隻水蛭來治癒，讓牠移除器官過度的發炎現象。這樣……不對。你知道這樣不對，對吧？沒錯。

當然，這並未阻擋巴黎人。到了一八三〇年代，光是巴黎就使用了六百萬隻水蛭，而全法國每年更另外施行了三千萬隻水蛭吸血療法。到了十九世紀末期，對水蛭吸血的熱情已經衰退，所以如果你不解為什麼老是在巴黎看到那麼多社會吸血蟲在行乞，現在可知道原因了吧。

## 黃熱病

班傑明・洛希是十八世紀晚期到十九世紀初期一個非正統，但對醫學發展有重大影響的醫師。（他簽署〈獨立宣言〉，給予率領遠征隊的路易斯和克拉克汞丸，協助他們排便，他真是大人物。）他也認同布魯塞對於熱病一些非傳統的觀念，他在一八一五年特地以黃熱病為例來探討這些觀念。他如此寫道：

**「我已試著證明發燒熱度增高，是按照血管的不正常和過度行動而定。因為肌**

20. 一盎司約二十八公克。

肉纖維裡的異常感度，這當然有關連。血液是最有力的刺激物，對它們產生作用。藉由抽取部分血液，就可減少造成熱病的主要因素。放血的效果在降低熱度上自然且立即見效，這就如同治療沙子造成的眼睛發炎，抽離沙子的微粒一樣有效。〔放血〕賦予身體力量，因為可以移除受熱病遠因誘發的抑鬱。」

對，沒錯，**血液始終是問題所在**。

## 暗殺

好，我們承認這一點有些太過延伸。當喬治·華盛頓一七九九年在雪中跋涉後生病，他的醫師推薦放血。在十八世紀末，這並不是太詭異的建議。這不算太奇怪，但還是**稍稍**不太正統，因為這次放血量是……八十盎司。這已逼近他身體的**一半**血量。少了一半血量是活不了的，就算是美國第一任總統也不例外。

我們沒有說這是蓄意行為，卻很難主張說，當時的醫師沒有技術性暗殺華盛頓。這是否已列為電玩「刺客教條系列」的情節？如果不是，那我們要優先權，先喊先占。

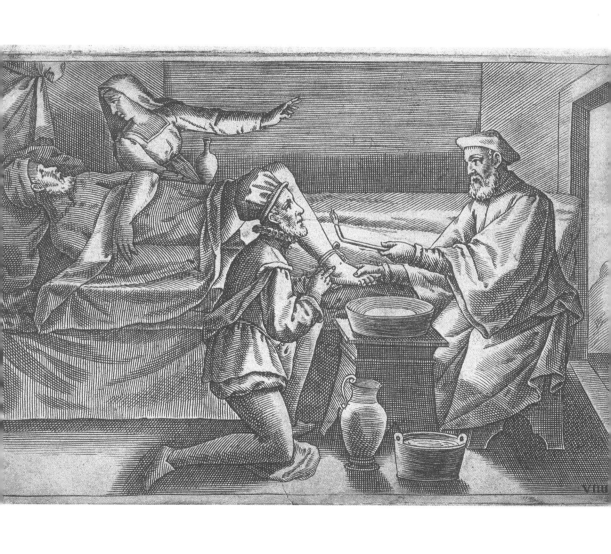

VIII

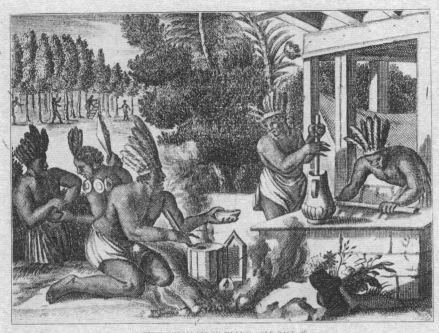

MAKING CHOCOLATE IN MEXICO. SEE PAGE 26.

# 致命巧克力

❧

這只是一種浮誇甜點布朗尼的名字，
並非如此，因為巧克力是良藥。

❧

呃，我們不太確定這一點，而你也還沒看完本章節。且讓我們盡力保持肯定態度，
好嗎？像巧克力這樣美妙的東西，怎麼可能沒有神奇療效？有療效才合理。

可熟悉《秘密》這本書？你懂的，就是吸引力法則？「同類相吸」？簡單來說，只要夠認真把它設想出來，宇宙會給予你任何東西。所以，讓我們大家全都這樣對宇宙訴求，巧克力是一種藥，好嗎？因為我們真的真的很需要讓巧克力當成藥。宇宙，聽到了嗎？巧克力是藥。

在你閱讀的時候，請重複唸這個咒語，只是不知道宇宙有多密切注意我們。（按最近的證據看來，答案是不怎麼樣。）

## 神的巧克力

讓我們從巧克力本身的歷史開始，不，技術上它不是藥，但我們已經寫過許多血液、糞便等等——請短暫給我們緩刑，好嗎？

人類至少在西元前一四〇〇年就已開始釀造發酵的巧克力飲品，當時美索不達米亞的居民最早引進可可樹，並且開始從發酵的可可豆製造飲品。馬雅人認為這種飲品和神有關連。到了一四〇〇年，阿茲特克人把可可豆當成貨幣來使用。

在這些美洲早期文化中，它是一種珍貴飲品，保留給有地位的人飲用。阿茲特克的蒙特蘇瑪王會在進行房事前飲用，以給他耐力和精力。（是不是讓貝琪阿姨在上次情人節給你的惠特曼巧克力染上些許詭異光芒？）

人們把它視為增加力量的飲品，擁有滿滿健康特質，而這樣生猛的力量並不適合女人和兒童。當然，飲用過量會讓人發狂，但適量的話，則讓人精力充沛。你知道，就像開特力運動飲料一樣。

巧克力不只被視為是一種春藥，絕對不是。它也被用來治療咽喉炎、痢

疾、牙齒問題、消化不良、便秘、疲勞、痔瘡和腎病。

哥倫布在他的美洲旅程中，遇上了可可豆，只是他把它們稱為「杏仁」，免得你需要另一個理由來認定那隻貓是徹底的笨蛋。

西班牙征服者埃爾南·柯爾特斯可能是結識巧克力的第一個歐洲人，但不清楚究竟是誰把巧克力帶到歐洲。無論如何，到了十六世紀，它已是席捲全歐陸的火熱商品。

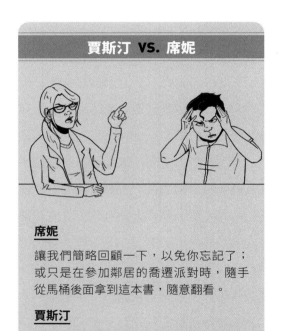

**賈斯汀 vs. 席妮**

**席妮**

讓我們簡略回顧一下，以免你忘記了；或只是在參加鄰居的喬遷派對時，隨手從馬桶後面拿到這本書，隨意翻看。

**賈斯汀**

嘿，順帶一提，出去時點根火柴好嗎？這裡有人住。

## 捏造處方

當時歐洲的主流醫學體系是體液學說。

體液學說的依據在於相信人體含有四種所謂的體液，而且體液必須平衡。某一種體液太多了？清除它！黃膽汁的老舊水箱水位有點太低了？得趕快加滿它！除了必須保持平衡的四種體液（血液、黑膽汁、黏液，以及上面提及的黃膽汁），還有一種看法是，每個人都有自己相應的氣候。嬰兒是炎熱潮溼，年輕人是炎熱乾燥，成年人是冰冷乾燥，老年人是冰冷潮溼。各種食物和飲品也有相應的溫度和溼度，為了讓身體系統恢復平衡，吃喝的東西就得和身體現況反其

道而行。

　　按照這種學說，可可被視為一種冰冷乾燥的飲品，可以防止炎熱潮溼的狀況。按照診斷結果，也可以加以調整。可可本身可以治療肝臟、胸部或胃部問題，加上樹脂，可以停止腹瀉。

好，等等──放下書來。我們在這本書已經提過許多真的非常可怕的事，我確信在結束我們共度的時光之前，一定還有更多的極品可以欣賞。但是，我們大家是否一致同意沒有東西比得上……巧克力樹脂？嗯，光是打出這個字眼，就讓我渾身起了可怕的寒顫。

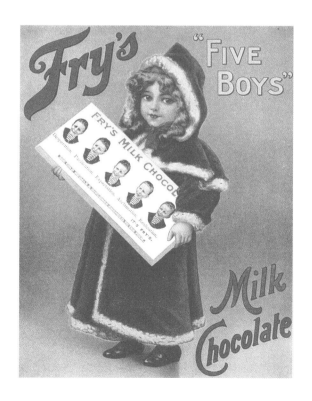

還想要？那就加一點玉米和香草到巧克力中，調配成糊狀，作為春藥（我們相信它不是作為局部使用）。此外，巧克力被加進各種植物，協助瘦削的人增加體重。（附註：即使沒有添加植物，這可能依舊管用。）

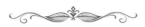

### 席妮的醫學趣談

針對感覺不太舒服卻又沒有發燒的人，有一種特別受歡迎的配方，那就是在可可裡面加入糖、肉桂、香草、丁香、茴香和辣椒粉，作為熱飲飲用。這種療方受人歡迎的原因不難理解，我有沒有提到，如果想要的話，還可以加進杏仁哦。

## 按照指示使用

巧克力是藥的觀點尤其重要，因為歐洲宗教團體幾乎馬上就開始譴責它。巧克力被視為可讓人精力充沛，刺激有罪的衝動，所以服用它唯一可接受的理由就是，醫師囑咐。針對此事，醫師聰明地擴展它的用途到基本上已無所不能的程度。它在藥方中被列為利尿劑、除痰劑，而在一個特別強烈及倒人胃口的配方中，可可會加入磨成粉末的人類顱骨、麝香、龍涎香，以治療……癘病症。不過，這配方很有機會管用，對吧？我們猜想，光是吃一點點這種小小調合物，可能讓人永遠不會再承認自己生病了。

巧克力具有神奇治癒特質的說法散播到全歐洲，尤其是它可以用美味的方式讓病人體重增加，刺激神經系統，並且改善消化狀況。

在十六世紀，麥地奇斐迪南一世大公聲稱，巧克力因應腸胃脹氣很有幫助。

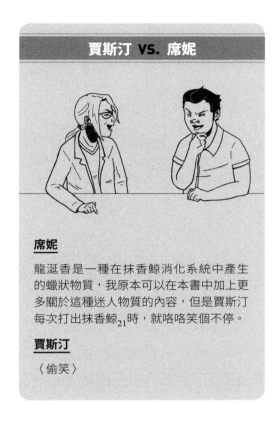

**賈斯汀 VS. 席妮**

**席妮**

龍涎香是一種在抹香鯨消化系統中產生的蠟狀物質，我原本可以在本書中加上更多關於這種迷人物質的內容，但是賈斯汀每次打出抹香鯨[21]時，就咯咯笑個不停。

**賈斯汀**

〈偷笑〉

到了十七世紀，巧克力的使用地區推展更廣，也適用於更多的狀況。如同十七世紀一名法國醫師寫道：

「使用巧克力有益健康，它以其溫暖和輕微多汁，激發且加強腸道天生的溫暖和力量，協助消化；它促進食物擴散及不必要的分泌物，堆積脂肪，它不是腦部的敵人，它是維納斯的友人，身體和靈魂都非常合用。」

巧克力作為醫藥用途的優勢，導致十八世紀的佛羅倫斯針對甜食的醫療生存戰，進行了一場決鬥。

## 偉大的巧克力戰爭

在十八世紀早期，喬凡‧巴提斯塔‧費里西醫師（後來成為知名的偉大巧克力原告）如個人綽號所透露，挑起各種麻煩。費里西確信巧克力被標示錯誤，不該是冰冷物質，尤其在按照潮流加入那一切美味香料後，屬性更是炎熱。

---

21. 抹香鯨的英文是 sperm whale，其中 sperm 有精子的意思。

根據他的說法，巧克力這樣使用不當可能會讓血液發酵，可能破壞……你的……血液？我們很難確切說明——太過深入體液醫學，基本上就像玩毫無規則可言的凱文球[22]。

如果你容許的話，且讓我稍稍轉移一下話題。如果你和我有相似之處，你可能就不熟悉麥地奇斐迪南一世大公。我們要說的八卦是關於一個擁有如此時髦頭銜的人，這些頭銜像是屬於非常了不起的人。但是，直到三十秒鐘前，你可能從未聽說這個名字，對吧？唯一讓你知道（可能也只是匆匆看過）麥地奇斐迪南一世大公這個人，即麥地奇的科莫西一世和托萊多的埃萊諾夫婦的第五子，就是他曾經說出巧克力讓人比較不會放屁。
你懂的，這全是我的說法，真的都是大家的猜測，對吧？

　　巧克力商家擔心，這樣一位學問淵博的醫師（千真萬確）對其產品的負面看法，可能會對他們的生意產生不利影響。有個叫做法蘭西斯柯·塞提的人（因為背疾被當代人不留情地稱為「帕農的駝子」），決定採取行動。他委

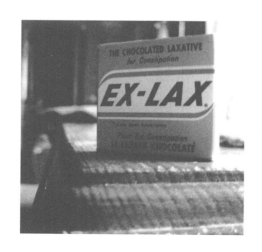

託一名匿名醫師寫了捍衛巧克力的報告，這份隨後出版的報告得到當地巧克力廠商的大力支持，塞提最後贏得這場輿論戰。當然，這對巧克力的美味可能毫髮無傷。

　　到了十八世紀後期，戰役結束，巧克力被明白確認是一種醫療飲品，服用方式通常是以融化狀態加上牛奶，作為恢復健康和提振精神的飲

我不知道它的味道怎麼樣，但參考一下，我記得曾在「美國最糟廚師大比拚」中看過一個參賽者試過，裁判看起來不怎麼喜歡它。真的，Google一下，的確有這回事。

料。這樣的需求之下，有人建議如果喝不起巧克力，可以把麵粉烤過，再加入糖和牛奶調製。

到了十九世紀，巧克力已經變成非常受歡迎的健康飲品，英國貴格會成員約翰‧吉百利開始推銷飲用巧克力作為醒酒良方。儘管他的原意可能是想支持戒酒，他認為戒酒可以解決眾多社會問題。結果發現，這成了非常好的財務決策。如果住在美國，可能在糖心巧克力蛋上看過他的名字；如果是英國居民，基本上所有巧克力都是吉百利。

相對於茶品，巧克力被視為是更健康的飲料，可以養胖困在工廠的瘦弱童工，給予他們精力、活力及強健身體。這個效果不只對孩子很重要，根據一份顧客見證推薦，有個丈夫為了治療呼吸道問題飲用巧克力，他分享了一些給太太喝，結果原本被認為不孕的太太居然就懷孕了。

所以在這歷史時期，巧克力成了贈送他人最具象徵意義也最令人費解的禮物，對吧？你是在跟情人說你認為他們喝多了？他們需要少放屁？需要增重？你認為她們應該會受孕，儘管專業醫療人士認同這不太可能發生？禮物不該需要附帶十五分鐘的免責聲明。說真的，只要一條好用的擦碗巾即可，大家總是需要另一條好用的擦碗巾。

22. 漫畫《凱文和霍布斯》（Kevin and Hobbes）裡面主角玩的球類遊戲，沒有規則。

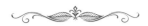

好時公司（Hershey's）的確生產過一種只作為營養品的商品，一九三〇年代後期製造了作為軍用口糧的「D-ration」巧克力塊。山姆大叔對好時公司的要求是，這種新的巧克力塊必須豐富營養（像是超過六百卡路里），味道「要比煮熟的馬鈴薯好一點」，但又不能好吃到讓軍人想當零嘴。

不幸的是，巧克力是健康食品的美麗謊言，在二十世紀逐漸消失，大家發現到太多的糖和脂肪其實對人體有害。這令人驚愕的觀念到了一九五〇年代已經確立，後來巧克力的市場銷售就主推它最明顯的優勢：好吃。

## 只融你口，不融你手

巧克力的唯一阻礙其實只有在怎麼送到消費者口中。巧克力不耐儲存，長期儲存會變質；融化加入牛奶，又有點麻煩費時。這一切在一八二八年有了改變，當時荷蘭巧克力製造商卡斯帕拉斯・范休斯頓發明了去除可可豆脂肪的方法，他的兒子康拉德更進一步，創造出味道較甜同時易溶於水的粉末。這種粉末被稱為「荷式巧克力」，方便儲存和加工。當然，新形式的巧克力意味著把它轉換成藥物的新方式。市面上開始出現「健康巧克力」產品，像是「得意醫師的巧克力通便劑」及「好滋華活力巧克力」；通便的「Ex-Lax」和補充鈣質的「Viactiv」等現代商品便傳遞了這個傳統。

即使以享受而非醫療好處來販售的巧克力商品，也廣告說是對人體有好

處。喜滋巧克力棒以「喜滋增進健康」為口號，宣傳成健康食品，因為它採用了高品質原料。（哦，那是三〇年代，當時只要不是積極毒害消費者的產品都是健康食品。）米爾頓‧好時也在此時上場，改變了美國巧克力的風貌。好時巧克力最早的廣告就是以有益健康作為賣點。

## 我們學到的事

哦，令人遺憾地，開出純巧克力作為處方的日子，早已遠去。儘管有些證據顯示，黑巧克力被視為可能對心臟健康有益，因為它可以提升DHL（就是好的膽固醇）。不過，卻不見富有名望的醫師建議，每晚搭配降低膽固醇的立普妥藥丸一起服用黑巧克力。多數人吃的巧克力形態不太健康，裡面有太多糖，所以風險高於以醫療應用為名義的益處。維持動脈暢通，有更為安全有效的方式。老實說，巧克力真的很棒，但應該適當服用。

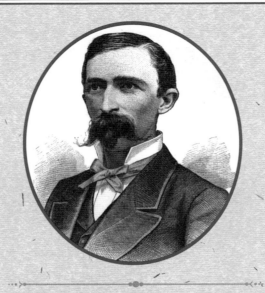

# 約翰・哈維・家樂

（一八五二～一九四三，美國）

我們兩人對於怎麼著手約翰・哈維・家樂這個單元，有了……不同意見。為了
公平起見，我們打算呈現各自的家樂氏小傳。

**早餐穀物英雄**

這位穀物大亨，早餐麥片隊長，出生於密西根州泰隆鎮，父母是約翰和安・家
樂。他在聽起來很有聲望的紐約水療學院就讀，師從羅素・特瑞爾。（本人像
是很重要。）

家樂很在意營養，甚至設立了一家名為「巴特爾溪療養院」的健康療養地，協
助人們從事更健康的生活方式。經營療養院，並針對純淨生活進行開創性研究

的同時，他也始終鍥而不捨地想要創造出讓人們吃得健康的美味食品。

不過，他最令人讚嘆的創作其實來自一場意外。他的弟弟威爾‧凱斯‧家樂忘了煮好的麥片，就跟他去處理療養院事務，等他們回來後，發現麥片已經乾掉了。

家樂氏家裡管得很嚴，他們沒有直接把麥片倒入廚餘，而是壓平麥片，再把它們烤成脆片。這種麥片受到病人熱烈歡迎，約翰和威爾開始實驗其他穀物。沒多久，玉片脆片就誕生了。

接納這個主意並且加以經營的也是威爾，他在玉米片中加入糖，然後以「巴特爾溪玉米烤片公司」把它推往大眾市場。

我承認我一直試著迴避家樂故事中較為黑暗的部分，但已經沒辦法再避開了。沒錯，威爾決定單飛（更別提說還往他們健康穀片裡面加糖），這深深傷害了約翰，兩人之間出現裂痕，這種狀況持續了數十年，直到約翰過世。

既然黑暗情節已完全呈現，現在，我們可以接著慶祝玉米片的發明是如何讓家樂氏聲名大噪。威爾創立的公司，即現今的「家樂氏」，就這樣以一種不可思議的穀片為根基，進而發展成身價數十億美元的企業。沒有約翰‧哈維‧家樂的神奇發明，我們還能不能享受Crispix、Apple Jacks或Marshmallow Alien Berry Froot Loops等品牌穀片？這問題真的太可怕，我們連想都不敢想。

約翰‧哈維‧家樂，我想我可以同時代表我們夫婦兩人，向你簡單說一句：謝謝你。

## 反性欲、罩陽具的灌腸狂人

儘管約翰‧哈維‧家樂確實曾在紐約水療學院接受羅素‧特瑞爾的醫學教育，但我想必須強調一個事實，這家特殊機構並不是典型的醫學院。他們標榜管控疾病，勸說採行素食生活和運動，這聽起來相當無害，是吧？只是，他們也建議迴避所有藥物。

巴特爾溪療養院確實推廣了健康生活方式的觀念，像是穀物為主的素食飲食、

運動、新鮮空氣、陽光和良好姿勢。再稍微困難的做法是，他們也建議忌用香料、調味料、酒精、菸草、咖啡因和糖。或許情有可原，這些特殊物質確實不算對健康太有助益。不過，要真正了解這套方案，就必須闡述家樂醫師對疾病起源的信念，具體來說，他相信疾病不是來自腸道就是來自性交。他建議每日灌腸（使用優格尤佳）來保持腸道清潔，並且完全禁欲以保健康。許多忌口食物被禁用是因為被視為春藥或性欲刺激物。

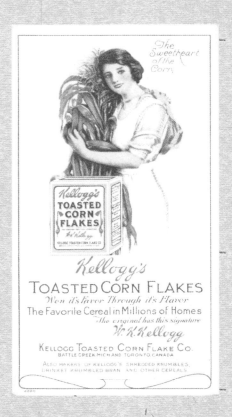

玉米片的起源其實是為了尋求極度溫和食物的結果，這樣的食物不會讓人燥熱不安。他也勇於實行自己倡導的生活，宣稱和妻子結褵四十年，從未有性事。

儘管兄弟終生不和的確是很悲哀的事，但要說這是家樂傳奇中最黑暗的一面，我倒是有所保留。家樂醫師對於節欲的倡導比多數人來得極端許多，他也嚴格禁止自慰，聲稱這會造成「子宮癌、泌尿道疾病、夢遺、陽痿、癲癇、精神失常、身心衰弱、視力模糊和道德腐敗」。自慰據稱也會造成癱瘓和內翻足，他對此提出解決方案：割禮。

這並不是現今熟知的割禮，家樂其實

反對嬰兒割禮。他建議這應該在沒有麻醉的情況下，等到有記憶的年齡再施行，藉此產生對陰莖的負面聯想，遏止孩童自我撫摸。

為了確保這些孩童沒有探索自己的身體部位，家樂提供了各種解決方案。可以一直監視，這樣他們就沒辦法進行，或是嘗試用繃帶綑住或用繩子綁住他們的雙手，以專利籠子遮住生殖器，縫住包皮，如果觸摸就電擊該部位。不過，這只是針對擁有陽具的患者。而對於擁有陰蒂的人，他建議由家長或醫師在陰蒂塗上石碳酸，讓它起水泡，來防止自慰；或是乾脆割除陰蒂。這是他樂意施行的手術。

我痛恨這傢伙。

如果這還沒有改變你認為約翰・家樂只是一個年長親切的穀物天才，那麼我可能也該提及他推崇優生學及種族隔離。關於經濟大蕭條，我唯一能讚揚的好事就是，它結束了巴特爾溪療養院的風行。雖然家樂在一九三一年試著在邁阿密開設新的療養院，卻從未像第一家那樣受歡迎。

這是玉米片真實又非常黑暗的起源故事。

而且，它們不是很好吃。

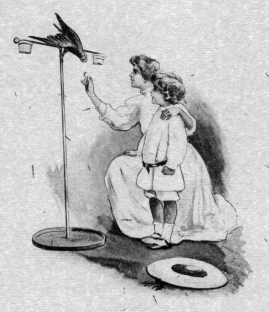

"FOR ONCE THE RED AND GREEN BIRD WAS ON ITS GOOD BEHAVIOUR."

# 鸚鵡熱

這一章不是要介紹吉米．巴菲特。
是的，鸚鵡頭同伴們，我們也很失望。

儘管我們非常樂意花上兩千字，來介紹瑪格麗特維爾市長的眾多音樂大作，但我們無趣的出版商卻要我們住手。大家呼嚕嚕的爭辯是，為吉米．巴菲特[23]深深著迷，嚴格來說不是一種病症，而且他們才是簽支票的人。

所以，如果想要看到鸚鵡頭炎症的章節，你們最好多買幾本這本書，這樣我們才可以耀武揚威，要求續集的內容。目前，你還是只能跟我們一起探索這些美麗熱帶鳥類隱藏的黑暗面。

你可能很想相信所遇見的每一隻鸚鵡都是你的朋友，不會傷害你美麗腦袋上的任何一根秀髮。這種想法尤其真確，如果你每當見到鸚鵡都會說：「我是隻漂亮的鳥兒，是你的朋友，不會傷害你美麗腦袋上的任何一根秀髮。」然後等著鸚鵡對你重複這句話。

別相信牠們的謊言。

## 感染熱潮

顯然，鸚鵡熱的科學英文名不是「parrot fever」，而是「psittacosis」，這是源自希臘文的「psittakos」，而這個字的意思當然就是「parrot」（鸚鵡）……所以，好哦，請忽略第一句話。它的確是以「parrot fever」命名，只是採用希臘文，讓它聽起來比較令人印象深刻。

鸚鵡熱是一種細菌感染，會以多種方式在人類身上表現出來。最可能出現的是發燒、發冷、頭痛和咳嗽。然而，它會導致更為嚴重的感染，像是肺炎、肝或心瓣膜感染。

 我很高興這表示現在比較少人得到鸚鵡熱，但這還是讓我為國內的羽毛同伴感到有點難過。少來了，各位。鸚鵡波莉有很多餅乾，但你知道波莉真正想要的是什麼嗎？是來自你的嘴巴的久久深情親吻，外人會把它形容成「深深擾亂人心」。

23. Jimmy Buffett（一九四六～），美國創作歌手，鸚鵡頭是他的粉絲暱稱，而〈瑪格麗特維爾〉是他的知名歌曲之一。

這種疾病以最令人不快及最不可能的途徑之一，爬向你的身體。細菌是藉由呼吸到乾燥鳥糞來傳播，不過美國疾病管制中心也指出，這項感染可經由「鳥喙對人嘴」的接觸傳染，但幸好，這被視為相當罕見。

儘管這項疾病讓鸚鵡承受了所有指責，事實上，它也會感染許多寵物鳥，包括長尾小鸚鵡、金剛鸚鵡、澳洲鸚鵡，以及雞和火雞。這是相當少見的疾病，幸好，它是可以治療的。只要接受適當治療，致死率不到百分之一。

第一件類似的疾病描述可追溯到十九世紀後期，在一八九五年正式被冠以鳥類綽號。通常我們會詳述社會嘗試治療鸚鵡熱的所有方式，但事實上，直到一九二〇年後期爆發的傳染，我們才真正分離出造成這一切麻煩的這種細菌。所以，就讓我們從這裡開講。

## 席妮的醫學趣談

對，這其實是招認，不怎麼能算是趣談。許多聽起來很科學的重要字詞，其實只是尋常字眼的希臘或拉丁文。據說，我們醫師這樣採用，是為了讓大家擁有共通的科學語言。我猜想我們也很喜歡能夠聽起來讓人敬佩，像是在診斷時，使用中耳炎（otitis media）而不是耳疾，但或許只有我是這樣。

## 禽鳥傳染病展開

在一九二九年，裝載大批巴西鳥類的貨品抵達阿根廷準備販售給——呃，我們猜想是要賣給那些想要買巴西鳥兒的人。你懂那種類型。問題是，這些鳥兒顯然生病了，頭上壓著熱水袋，嘴巴叼著體溫計，有各式各樣的狀況。貿易

商以嘉年華攬客小販提供金魚作為獎品的偉大傳統下，決定不讓人知道鳥兒健康堪慮。

這個沒道德的鳥類推銷員傾銷病鳥，沒過多久，鳥兒新主人患病的傳聞就開始出現。最知名的是一名阿根廷演員，他扮演水手，使用真正的鸚鵡作為表演的一部分。這隻鳥在抱病的困境中，是否能夠成功演出，記得所有臺詞呢？不幸的是，歷史讓這個訊息流入流沙之中。不，重要的是，來自十二個不同國家的倒楣買家在買下病鸚鵡後，也紛紛開始生病。

在美國，安納波利斯商會的秘書賽門・馬丁買了一隻鸚鵡作為太太的耶誕禮物。我們會假設她真的很想要鸚鵡，或許留過一些暗示否則鸚鵡在配偶禮物部門可是乏人問津的。為了保持驚喜，他要女兒、女婿把鳥兒保管在他們家，直到重大日子到來。

就是，你真的能想像嗎？家裡有隻鳥？我知道我稍早拿接吻鳥開玩笑，但拜託，一隻真正的鳥住在你的房子裡？光是想到這一點，就讓我打冷顫。如果我爸給我看他車子前座有一隻鳥，然後要我照顧，那麼他的後座最好放了一顆腎臟，這是我持續存活所迫切需要的東西，否則一切免談。

不幸的是，等到耶誕節來臨，準備送出禮物時，鸚鵡已經死掉。且讓我們希望這是發生在耶誕節拆禮物之前，否則的話，就實在淒涼到難以想像。

彷彿鸚鵡之死還不夠讓這可憐一家人的耶誕精神氣餒，好心照顧鳥兒的女兒夫婦也都生病了。

看到沒？讀者，現在看到了嗎？你以為我剛才反應過度，但就是發生了這種事。

## 恐慌展翅

當他們的家庭醫師聽到這奇怪的症狀和死去的鳥兒，便想起最近看到的阿根廷病例——尤其是那位澳洲演員，他顯然名氣很大，躍上頭條。等他拼湊完所有狀況，他向美國公共衛生局提出警示說，可能出現了某種奇怪的傳染病。透過馬丁，巴爾的摩市長得知這次疾病爆發，再透過他，馬里蘭州長也得到警示。在這種令人不安的電話遊戲不斷持續之下，恐慌也隨之擴展。

城市和州級的衛生部門開始採取行動，非常努力了解並希望能緩解公共衛生的危機。國家衛生局、陸軍和海軍的代表也加入行列，他們的行動都集中在安納波利斯。此時，賣出那隻鸚鵡的寵物店開始接到更多關於生病和垂死鳥兒的電話。儘管它清楚表示這疾病不知怎地和鳥類有關係，確切的原因卻不得而知。在偉大的人類傳統中，當局所能提出的最好忠告是什麼？一場對於鸚鵡趕盡殺絕、毫無根據、相當一面倒，而且沒有限制的戰爭。

水手被要求把他們的鸚鵡丟入海中，有些寵物店就開始放生鳥兒，雖然當局建議掐死鳥兒。

這就像電影《老黃狗》，只是加上一個討喜的熱帶迴轉……以及，如果那孩子必須直接用手勒死老黃狗……好吧，所以這不是真的那麼像老黃狗。

正如經常發生的狀況，大眾開始恐慌，不再理智思考，假消息和流言迅速傳開。在托利多市，據說有個老婦人在丈夫從古巴買了兩隻鸚鵡幾天後就死於肺炎；在巴爾的摩，一名老婦死於肺炎，而儘管她真的沒有養鳥，大家卻相當確信她最近一定在什麼地方摸過鸚鵡。這種人心惶惶的傳聞導致許多假警

報，使得夜間新聞報導有必要加入找到健康鸚鵡的最新消息。

　　這似乎很可笑，但說到打開新聞頻道，看到螢幕下方的跑馬燈出現「**尋獲一些了不起的健康鸚鵡**」，會讓人欣然鬆了一口氣。我們敢說，這是大家的心聲。

　　寵物鳥死掉後，許多人開始把牠們裝箱，寄往華盛頓，希望能提供幫助。但是，在另一頭接收這些打包的耶誕死鸚鵡的幸運兒是誰呢？

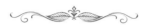

## 席妮的醫學趣談

怎麼分辨鸚鵡有沒有得到鸚鵡熱？呃，我是醫人的醫師，所以我不知道，但我的確查看了一下。顯然，生病的鸚鵡會眼睛浮腫、無精打采、食欲不振、羽毛鬆散、流鼻水，以及肝臟腫大。我不知道鳥主人怎麼辨識出最後一點，但就是這些症狀啦。

## 禽鳥首腦

　　華盛頓的衛生實驗室已指派查爾斯・阿姆斯壯博士負責調查這些檢體，找出致病細菌。值得一提的是，衛生實驗室的衛生只是名義上。那裡的研究員有一種心態就是，不想浪費時間花在保持謹慎上，因為這樣可能無法及時找到救助性命的答案。而且，別人可能會搶先一步找到解決辦法。

　　在歷史上這個時刻，沒有散落太多政府資金來支持科學研究。國家仍深受股市崩盤衝擊，財政吃緊。要分到資金，就必須有令人振奮的成果──而且速度還要快。在全國聚光燈下，所有媒體焦點都放在鸚鵡熱，它因此成為尋求

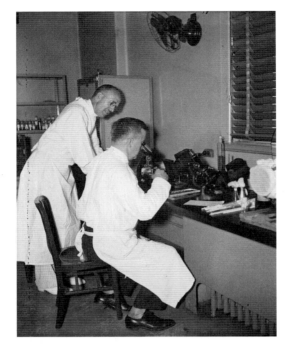

政府經費的人士的首要目標。

不幸的是，就像現在一樣，大眾關注可能曇花一現。即使寵物店員工開始生病，媒體卻逐漸失去興趣。後來發現，早期許多新聞不是造假就是誇大其詞，於是整件事開始變成像笑話，而不是真正的恐懼。這個時機很不好，因為包括阿姆斯壯在內的實驗室研究員也開始生病。許許多多人染病，而有些研究員更因此死亡。

在這片混亂當中，實驗室主任喬治‧麥考伊博士決定採取行動。他取得所有研究的控制權，但這只是開端。阿姆斯壯博士仍在醫院和死神搏鬥，但麥考伊並不願把命運交給機會。他從克服鸚鵡熱的病人身上抽取血液，再注射到阿姆斯壯體內。

值得注意的是，當時沒有人採取這種做法。但更值得注意的是，現在也沒有人這樣做。別這麼做。是的，阿姆斯壯博士的確存活下來，但不能斷定麥考伊詭異的孤注一擲是否真的有效。

麥考伊不滿足於只（可能）救了一個人的性命，卻面臨五分之一同仁生病的狀態，便採取了更加大膽的行動。他先撤離大樓，再單槍匹馬帶著氯仿進入，接著殺死實驗室每一隻動物，焚化牠們的屍體，然後封鎖實驗室。他找來熏蒸小組完成工作，他們對大樓噴灑了氰化物。這是非常徹底的工作，

就連不曾打擾任何人的麻雀，在健健康康可能還溫文有禮的情況下，從空中掉落死去。

## 現今問題依舊？

疫情結束時，一六九人染上鸚鵡熱，三十三人死亡。這個數字似乎驚人地高，而的確，任何死去的性命都是悲劇，但請記住這是抗生素發明前的年代。現今，鸚鵡熱已經很容易治療，甚少造成死亡。

如果這個故事有什麼好結果，那就是衛生實驗室隨後的狀況。在事件後來，實驗室代表向國會投訴。實驗室一直不計後果慘淡經營，依賴麥考伊的極端手段，才沒有更多員工染病。衛生實驗室的員工主張，鸚鵡熱蔓延正說明該機構為什麼需要更多經費和更多力量。鸚鵡熱流行過後的兩個月，國會默許衛生實驗室得到他們想要的一切，包括一個更好的名稱。

也就是現在我們所說的美國國家衛生研究院。

# 排毒

## 那麼，這由來多久了？

通常，我們著重的範圍是在醫學好笑歡樂的過去，但先暫停一下，想想它現今大多讓人沮喪但仍有點有趣的部分。「但是，賈斯汀和席妮！」我們聽到你說話了。「排毒真的是古老的觀念，當然是有一些優點啦！」呃，首先，對著書說話很無禮。第二，請Google「求助古老智慧」。各位，如果你們沒有從《怪誕醫學》得到收穫，那麼我們希望你們至少記住，人們一直在做的事——即使已經做了好幾百年——也未必表示它就管用。

總之，古代支持排毒的觀念是源自於體液學說——我們已提過這個醫學理論，即身體含有四種重要體液，必須保持它們的平衡來維持健康。如果體內某種體液分泌過多，可以經由身體各個孔洞排出，重新取得均衡。

希波克拉底尤其相信禁食可以淨化身體、心靈和靈魂。而像是汗舍甚至是三溫暖等其他傳統淨化儀式，都一直被認為可能對身體和精神同樣具有潔淨作用。

印度的阿育吠陀傳統擁有一套詳細明確的排毒系統，稱為帕奇卡瑪淨化排毒療法，也就是五種療法。它訴求一種縝密養生之道，使用催吐、灌腸、輕

瀉或／以及放血、洗鼻，隨後再以藥草和溫熱食物進行中和，讓人在劇烈排除毒素時，可以相抵平衡回來。

## 那麼，管用嗎？

排除體內毒素是崇高良善的脈衝，但我們有好消息：你的身體已經在進行了。就醫學觀點來說，排毒是身體經由生理過程（也就是大便和小便），慢慢清理本身的毒素，這通常是有害藥物。腎臟和肝臟也很適合這項工作。宣傳中的排毒養生法逐漸失去價值，有時還十分危險。

這種極端的禁食和淨化做法，很多會讓人脫水、營養失調以及氣味有點難聞。如果愛上暫且依靠血蛭的血腥好萊塢健康風潮，那麼甚至可能會貧血。你可還記得吧？

哦，這的確很是一回事。黛咪·摩爾在《大衛深夜秀》曾這麼推崇：「牠們具有一些酵素，咬住你時，這些酵素就會釋出進入你的血液。通常你會流不少血，而健康就跟著優化，這是血液排毒，我現在感覺去除了毒素。」

現在是非常好的時機來提醒一件事，如果有人、任何人把排毒歸功在身

體器官以外的事物上，那可能是時候該離開現場了……或藉著問說跟艾希頓‧
庫奇結婚會是什麼感覺來轉移焦點。

## 怎麼回事？

事實上，我們的身體真的很擅長處理毒素。當發覺現在的環境比過去更
有毒性，聽到這麼多我們可能已經吸收的化學物質和其他污染，不難理解現代
對排毒的興趣大增。所以，我們想要把這些髒東西從裡到外清除乾淨。

但實際上，除非真的中毒，你的身體早已在進行你所需要的排毒。當然
不需要從事極端做法，像是咖啡灌腸、催吐（真的，別這麼做）或用乾刷早
晚用力擦刷皮膚。不過，如果硬要選一個，就選乾刷吧。至少，這樣可以去
角質。

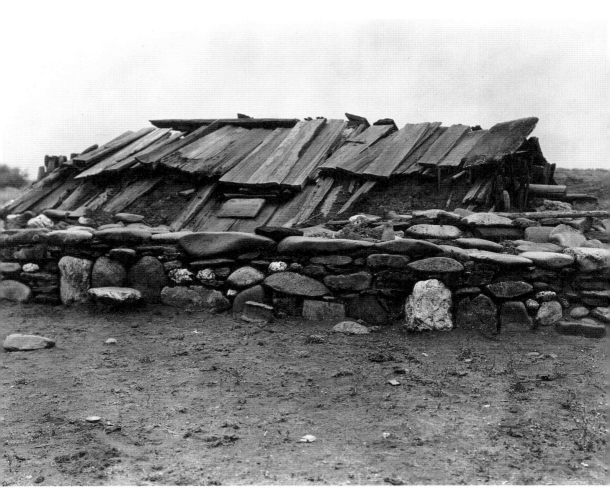

## ·神奇萬靈丹·

# 醋

儘管在葛妮絲‧派特洛以Goop特別介紹的聚光燈下，醋現在正春風得意，但它被運用在健康用途實際已有數千年之久……**所有**問題都找它。不，我是說真的，真的是所有問題，等一下你就會知道。

你當然知道醋這個東西，但可曾想過它是怎麼製造出來的？不曾？呃，你已經開始看這一段了，就看完它吧。醋（英文是Vinegar，源自法文，意思是「酸酒」）是經由酒精發酵製造出來的。細菌把酒精分解成包括醋酸在內的不同成分，醋的特色便是來自醋酸。以下是非常科學的說法：醋是一種詭異、稀薄及惡臭的湯汁，讓復活節蛋有了瘋狂顏色等等。

如果冒著帶著醋轉進「TMI」（訊息過量）領域的風險，卻忽略創造醋的培養菌，那可就太怠忽職守了。這種培養菌被稱為「酵母」，如果沒有經過巴斯德殺菌法，就會在醋的上層凝結成噁心黏液。有些健康食品的狂熱分子鼓勵大家食用醋母的產膜酵母，但是支持這麼做的科學理論……卻不怎麼令人欽佩。不過，這顯然會得到很多鐵質。

好了，對這種極端飲料，我們已大肆宣傳夠了，該是列出一堆你可能不應該拿醋來治療的問題了，即使有老人家跟你保證它真的管用。

## 醫療用途

### 喉嚨痛

古希臘人非常喜歡醋蜜，這是四份蜂蜜加上任何種類的醋一份，加熱微滾後冷卻。調製好的醋蜜會隨時放在身邊，用來治療所有病痛，不過喉嚨痛是最受歡迎的目標。現今的草藥醫師仍經常使用醋蜜，裡面會浸泡一些（沒有猜的必要）藥草。

### 頭傷

希波克拉底喜歡用醋來治療各式各樣的疾病（感覺到主旋律了嗎？），包括潰瘍和呼吸困難，不過我們最喜歡的是頭傷。用法警示：這比較適用在黃膽汁過多的人，而不是黑膽汁過量的人（請參見一六七頁，了解讓體液保持平衡的訣竅）。哦，另外，這也比較適合男性，因為它可能會刺激女性子宮。

### 屍體潔淨

宋慈被視為中國法醫學之父，在其著作《洗冤集錄》，提倡在處理屍體時，使用醋和硫磺的混合物來洗手。

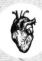

### 胃灼熱

這是到處引用、最為持久的民俗療方之一。但不用多想，醋並未證實對治療胃灼熱有任何功效。順帶一提，胃灼熱是胃酸流進食道所造成，所以像醋這樣的酸性物質可能讓狀況惡化。

### 壞血病

早在美國革命時，軍人會得到配給醋，以協助預防壞血病，後來甚至在路易斯和克拉克遠征隊中試用。可以理解這是極大的邏輯跳躍（醋氣味濃郁，跟柑橘類水果一樣），但不含維生素C，醋不會有太大用處。

### 贏得賭注

好哦，這不是醫學問題，但克麗奧佩脫拉曾跟安東尼打賭說，她可以吃掉價值一千萬古羅馬幣（現今的五十萬美元）的一餐。她用醋溶解一顆珍珠（老普林尼說這是史上「最大〔珍珠〕」，但這傢伙誰知道呢），然後喝下去，藉此贏得賭注。這聽起來像是虛構的故事，理論上卻可行。拿**你自己的**巨大珍珠試試看吧！

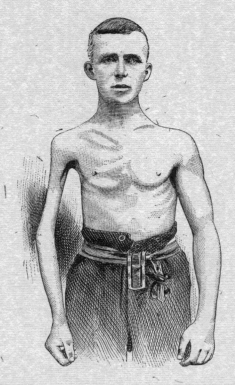

# 小兒麻痺疫苗

—❧❧—

如果問說，疾病所能造成最可怕的事是什麼，你可能會說
「殺死你」，而就某種意義來說，你說得當然沒錯。

—❧❧—

這本書提到太多江湖郎中和不良醫療的故事，所以有時想到我們對了的時候會讓人
很開心。小兒麻痺症的治療之路是包含真正英雄的故事，而且既然本書的作者群中
有一半是醫師，很高興這不是一個關於醫師有多蠢又多壞的故事。

小兒麻痺症是由小兒麻痺病毒引起的，這種病毒屬於腸病毒，從和人體互動情況看來，它通常相當溫和。這種病毒經由所謂的fecal-oral（糞口途徑）進入人體。

等等，我不是拉丁文專家，但它是我想的那個意思嗎⋯⋯

是的，正是那個意思。

小兒麻痺病毒會有一段潛伏期，長達二十天，在一些病例中，卻意外地沒有太久。小兒麻痺症儘管如此駭人，但感染這項疾病的人有百分之九十五沒有症狀，甚至不知道自己染病。但不幸的是，他們還是可以傳染給別人。大約百分之四的病例出現輕微症狀，可能是咳嗽、流鼻水，或肚子痛、反胃，或只是身體疼痛和不舒服。駭人的部分是大約百分之一的病例，病毒會侵入中樞神經系統，此時就可能導致麻痺症狀。這些數據或許看起來重症機率不高，但小兒麻痺病毒卻是高傳染性，這表示在爆發期間，非常多人處於感染中，呃，這表示會有很多人生重病。

而且，我的意思是，百分之一也沒那麼低，對吧？像是，如果我聽到有百分之一的機會中威力彩，我會抵押所有東西去買更多彩券。我會在黑市賣掉小孩，呃，賣其中一個孩子⋯⋯好，小孩都不賣，但我會在祖母黑市賣掉我奶奶，而且我好**愛**我奶奶。

儘管在醫學史上的大部分時期，疾病結果的改善都可以歸功公共衛生設施，但小兒麻痺症卻是反常。就小兒麻痺的嚴重程度來說，公共衛生設施改良其實可能讓情況惡化。剛開始，大部分的病例是在嬰兒之間，嬰兒因感染小兒

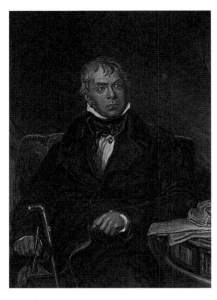

麻痺而發生長期影響的機率比較低，麻痺機率隨著年紀明顯增加。當我們了解到衛生設施的重要性，嬰兒就成了首批從較少接觸疾病之中受益的人。但是，愈來愈少人在嬰兒時期感染小兒麻痺，表示發生範圍的平均年齡增加，從六個月到四歲之間，提高到五歲到九歲之間。同時增加許多青少年和成人染病的例子，這悲慘地意味著出現更多麻痺和死亡病例。

我們有點說過頭了。小兒麻痺這種疾病可以一路回溯到最早，整個古代都有記錄在案的病例。古埃及有繪畫和描寫的作品，刻畫出發生在孩童的麻痺類型，雖然不知畫中拄著手杖的孩子是否反映出小兒麻痺症，卻非常有可能。同樣有可能的是，羅馬皇帝克勞狄一世患有小兒麻痺症。華特・史考特爵士在一七七三年感染小兒麻痺，結果一隻腳失去行動能力。根據他對疾病的記述，他提到它就像「嚴重的長牙熱」。小兒麻痺可能也進入小說作品當中：許多人相信受人珍愛的小提姆得到的是小兒麻痺，使他性命垂危，直到史古基讓大家轉危為安[24]。同樣地，我們也無法確認此事。

有好幾百年，小兒麻痺只零星出現。它有許多名字，難以捉摸，病因也不為人知。直到二十世紀，我們才不得不回答這神秘疾病的許多問題，當時的傳染病更常發生，使得我們不再有忽略小兒麻痺的餘裕。歐美各地的醫師開始愈來愈常診治這個疾病，疫情更在一九一六年夏天達到高峰，至少在美國是這樣。

## 深淵

一九一六年時，孩子過暑假的方式跟現今孩子差不多。他們會站在商店外頭；他們會玩……哦，顯然一九一六年還沒有PlayStation 4，我們也無法探討比PlayStation 2更久遠的遊戲。另外，他們也會充斥在游泳池和海灘，找尋一個消暑及跟朋友好好放鬆的地方。然而，這個夏天，一切都將改變。剛開始只是在幾個主要城市的零星病例，後來卻轉變成大流行。那年夏天有兩萬七千件小兒麻痺確診病例；其中六千件病況嚴重。紐約市受重創，光是該市就占據了三分之一的死亡病例。

隨著疾病擴散，染病家庭數目上升，人們開始從城市疏散到附近鄉間。游泳池、遊樂場和海灘等公共場所關閉，擔心受怕的家長避開飲水機和噴泉。確診病例的名字和住址公開在報紙上，受牽連的家庭被隔離。而感染小兒麻痺的家庭會在窗戶上張貼標誌，以遏止訪客。這是數十年來第一次，夏天成了父母處於小兒麻痺恐懼中的日子。

對於當下狀況及發生原因欠缺清晰了解，絕望的父母便嘗試任何據說有效的奇怪治療。他們經常使用芥末、榆樹皮和甘菊製成的膏藥，以及加入杏仁粉泡澡。醫師也沒有更好的建議，他們開出的處方包括奎寧、咖啡因、金粉和暴露在放射線底下被認為有療癒力量的水。為了逆轉麻痺現象，有些人嘗試電擊腳。就像現在，當醫師別無辦法後，維生素C被推薦上陣。

哦，不管你們說的是泰諾止痛錠，還是含有十萬分之一山區雛菊濃度的泉水，但任何東西被形容成具有「療癒能力」，聽起來就不像真正的藥。

24. 出自狄更斯的小說《小氣財神》。

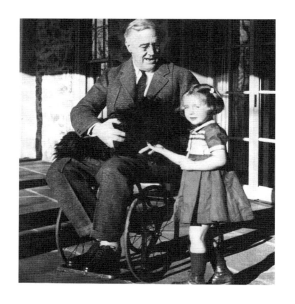

隨著每年夏天持續發生疫情，各種新療法輪番試用。羅斯福總統在孩童時期染上小兒麻痺症後痊癒[25]，他提出作為療法的水療。此時，水療已風行好幾世紀，同時包羅各種以水為主的治療，像是礦泉水療、冷熱敷、旋流浴療，或有時候就只是好好泡個澡。小兒麻痺水療法的主要組成是在水中進行的物理治療，各種壓力和溫度的施用，以及礦泉浴。羅斯福本身使用過水療，並且把他驚人的康復狀況歸功於水療。為了方便進行水療，他在喬治亞的溫泉鎮置產，隨後改建成小兒麻痺症復健設施。

## 黎明前最黑暗

小兒麻痺症的危險軌跡持續了近四十年，傳染逐漸頻繁。在一九五二年出現了美國歷史上最嚴重的爆發，逾五萬七千個病例，超過三千人死亡，並且造成兩萬一千人癱瘓。此外，外科醫師更是想方設法，嘗試肌腱和神經移植，以及肢體延長等手術，以逆轉小兒麻痺症的影響。當手術不足應付，小兒麻痺患者不得不仰賴創新和進步的裝置，例如模具、支架、手杖、枴杖和輪椅以恢復他們的行動力。

鐵肺是關鍵的突破性裝置之一，它讓遭受小兒麻痺症最嚴重生命威脅的

患者賴以維生。鐵肺的原型最早只是連接兩個真空吸塵器的電動馬達，這個裝置採用正壓讓使用者吸氣，負壓吐氣。儘管它拯救了許多性命，但不幸需要這裝置的人仍有高達九成的死亡率。在現代，鐵肺已被呼吸器取代。

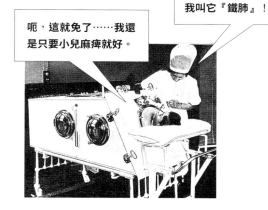

呃，這就免了……我還是只要小兒麻痺就好。

我叫它『鐵肺』！

一九二〇年代出現一種稱為「肯尼養生法」的有效治療。這種療法的開發者是澳洲護士依莉莎白‧肯尼姐妹（不，她不是修女，「姐妹」是第一次世界大戰中，英國給予護士長的頭銜），也以她的姓氏命名。當時，鑄模固定住病人被視為是預防攣縮的最好方法。事實上，這會造成肌肉萎縮，只會讓狀況惡化。她引進結合熱敷、早期物理治療和運動的養生法，這可以更有效維持住肌肉的體積和彈性，同時緩解疼痛。這極具革命性，其實也仍是現今治療方式的基礎。

## 旭日升起

不過，小兒麻痺症的解決之道還是在於找到有效疫苗，從一開始就預防感染。在醫師可以真正對抗小兒麻痺之前，必須先找到如何在培養皿培養出這種病毒的方法。約翰‧恩德斯在一九四九年完成這項功績，也因此在幾年後贏得諾

---

25. 羅斯福在一九二一年被診斷出小兒麻痺症，並造成腰部以下癱瘓。當時他已經三十九歲，這個年齡的確診相當罕見。羅斯福回憶自己小時候經常生病，推測當時可能已染上病毒，後來雖然康復，但他從政後一直過著緊張的生活方式，造成免疫能力減退。

貝爾獎。現在，實驗室已困住這個病毒，科學家可以繼續研發出阻擋它的疫苗。

到了一九五〇年代，約納斯・沙克和艾伯特・沙賓兩位醫師辛勤研究，努力解決這個難題。

沙克是病毒學家，受到羅斯福設立的小兒麻痺國家基金會指派，尋找不活化病毒的疫苗。死去病毒的疫苗被認為是比較安全的選項，注射這種疫苗很可能預防小兒麻痺病毒造成嚴重後果，但無法阻止初始感染進駐腸道。在同時間，第一代美國移民的沙賓醫師也在自己的實驗室，努力研發出一種活性口服疫苗。儘管被認定具有比較大的風險，卻可以預防腸道的初始感染。

沙克稍微領先沙賓，率先展開臨床試驗。不知是孤注一擲，還是對療方夠有信心，他和家人成為第一批注射疫苗的人。經過他的初步試驗，他請求孩子測試疫苗，結果有超過一百萬名家長願意簽署讓孩子參加測試。當時對小兒麻痺的恐懼是如此大，使得家長甘願冒著孩子生命危險，讓他們取得實驗性的免疫能力。

結果帶來令人震驚的成功。到了一九六五年，美國的小兒麻痺病例從十三年前的逾五萬七千例，下降到兩位數。在一九九〇年代，一年不到十個感染病例——還有許多年誇耀零感染。

同一時間，沙賓研發出口服疫苗。它比較容易施用和分發，卻也有很多人對它心懷恐懼，因為它是由減弱病毒製成——雖然減弱但還是活的。儘管在俄亥俄州的試驗成功了，沙賓卻無法讓這個口服疫苗得到推行全國所需要的支持。公共衛生機構考慮採用它，但沙克疫苗卻在出生缺陷基金會的專業支持下，快速傳播。不過，沙賓疫苗仍在美國以外的地區成為標準措施，拯救了蘇聯、日本、墨西哥、新加坡及東歐部分地區數百萬人的性命。

這是不可思議的勝利，但最令人震撼的卻是：兩名醫師都拒絕為他們的

疫苗申請專利。兩人都發現了預防毀滅性疾病的有效解決方案，可以等著藉由賣出權利來賺取數百萬美元，但兩人都沒有這麼做。沙賓不曾從他的疫苗賺取一分錢，只以他擔任教授的薪水維生；沙克甚至痛恨因其成就而來的關注。當接受愛德華・默羅訪問，在被問及誰擁有他的疫苗專利時，沙克回答：「嗯，我要向大家宣布，沒有專利，你能擁有太陽的專利嗎？」

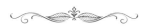

### 席妮的醫學趣談

有很多不同方式可以得到免疫力，有些包括使用減弱或不活化的活病毒，這樣它們不會再感染人。其他方式是使用死掉的病毒或病毒片段，這樣也可以激發受體的免疫回應。正確製造的話，兩者都安全有效。

### 現今問題依舊？

在廣泛使用過上述任一疫苗的地方，小兒麻痺病毒基本已經根除。世界衛生大會自從一九八八年便已倡導徹底終結這項疾病，目前仍有持續的進展。不幸的是，世界上仍有部分地區依舊在傳染，這項疾病沒有療法或解藥，所以疫苗仍不可少。

不過當然，我們用不著告訴你說疫苗有多重要，對吧？

對吧？

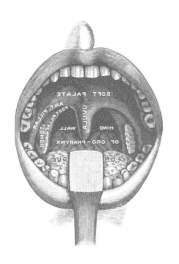

# 醫師連線中

**什麼？你對於人體的問題還沒完全得到解惑？怎麼可能？哦，好消息！我們確信到了本章節最後，我們會回答完你對人體可能產生的所有問題。**

---

### 有可能會感染到已打過疫苗防治的疾病嗎？

**席妮：**疫苗雖然是挽救生命的科學成就，證明人類能力驚人，但不見得對所有人百分之百有效。疫苗是設計用來讓免疫系統接觸特定疾病病因的病毒或細菌，刺激它產生對抗該疾病的抗體。這在多數人身上都可以預期到的反應，然而，有些人的免疫系統不像我們預期的那樣回應。這可能是因為免疫缺陷、疾病、藥物或只是基因變異表現在免疫系統的回應。我們可以使

296

用一種稱為「抗體力價」的血液測試，試驗疫苗是否發揮效力。如果抗體值過低，還是可以考慮提升疫苗，試著讓抗體值增加到應有的數值。

**賈斯汀：** 或者，我已完美完成一種方法，來提升我對許多常見空氣傳染病的抵抗力，叫做「待在沙發上，除非遭肢體相向被強迫去做別的事」。這對我的社交生活很不好，但我有十三年沒打過噴嚏。很值得。

## 為什麼化療會讓人掉頭髮？

**席妮：** 不是所有用來化療的藥物都會產生這種影響，但是對於受此影響的病人來說，可能會改變人生。發生掉髮的原因是出自許多化療藥物用來產生作用的方式。

許多標靶藥劑是針對快速成長的細胞，因為癌細胞會快速成長。但這會對其他快速成長的細胞——像是位於髮根的細胞——造成附帶傷害，導致掉髮。腸道內襯細胞也會快速生長，這是化療同時會造成噁心、嘔吐和腹瀉等副作用的原因。

雖然這聽起來讓人有點沮喪，但這些副作用通常是暫時的，相較於癌症本身的風險，這值得冒險一試。這也就是為什麼研究人員一直努力找尋更新、更好、毒素更少、可拯救更多性命的癌症療法。

## 器官轉位的人進行器官移植時，是否需要同屬器官轉位的捐贈者？

**賈斯汀：** 小席，我想來試試這個問題。我想要先從反問提問者開始，我們什麼

時候會變成翻……轉……器官轉位？這值得深思，不是嗎？小席，在我包攬整個問題之前，我真的很想聽聽妳怎麼說。

**席妮：**呃，賈斯汀，器官轉位是一個人的內臟和多數人體解剖結構基本上呈現左右相反的鏡像。心臟、肺臟、肝臟和消化器官全都位於它們一般存在的對側。就本身來說，這種狀況無害。器官依舊照常運作，只是不在原本認為的位置。這通常是在病人照胸部X光，或因為其他理由做影像時才會意外發現。這相當罕見（大約一萬人中一例），它可能有遺傳成分，不過現在還不是完全清楚。

這對器官移植有何影響是一個有趣的問題，直到嘗試之前，實在很難預料。到目前為止，這些病人的移植手術很少見，尤其是心臟移植，但外科團隊當時並沒有一定要使用來自另一位器官轉位人士的捐贈器官。這的確對外科醫師帶來額外的挑戰，因為在連接新的心臟就定位時，他們必須重新配置所有動脈和靜脈，這通常包含使用身體其他部位的移植物。不過，這項手術成功了，的確可以使用非器官轉位捐贈者的器官。

 **人體會透過皮膚吸收即使是很少量的水嗎？如果有人脫水，把他浸入水中是否會有幫助？**

**席妮：**皮膚不是吸收水分很有效果的途徑，儘管它不是完全防水，卻相當抗水，這是因為有一層稱為「角質層」的皮膚外層。這層角質、死亡的皮膚細胞和油脂保護我們皮膚的深層，同時藉由鎖住水分來調節我們的水合狀況。長期接觸下，少量水分可以穿過這層障礙，卻不是明顯

的分量，當然不足以對抗脫水。而像某些藥物和毒素等其他物質，如果是油性為主，可以不同程度穿過這層保護。這得以塗抹軟膏等藥物來治療局部問題，但也因為毒素和輻射線穿透皮膚，讓我們的身體處於風險之中。總之，如果渴了，就去喝水，別去泡水。

**賈斯汀：**這顯然不適用於開特力，它可是能夠透過電解質的力量從外部補水，尤其是檸檬萊姆口味。

 **簡單問一下，「膿」的形容詞形式是什麼？**

**賈斯汀：**好詭異的問題哦，難道不就是「膿的」……哦，要命，我懂了。哦，小席！拜託，拜託跟我說……

**席妮：**抱歉，小賈。如果傷口充滿「膿」，就是含有大量白血球的濃稠白色滲透物，這種狀況的醫學名詞是「含膿的」。這通常意味著感染，因為這些白血球抵達了身體這個部位，並且英雄地犧牲了它們小小的細胞生命，從某種入侵者手中保護了你。

**賈斯汀：**這真的是，真真確確，我的人生中最糟的一日了。

**關於作者**

席妮‧史默爾‧麥洛伊是家庭醫師暨馬歇爾大學醫學院助理教授,同時也是 podcast 節目「靜止緩衝:歷代青少年的姐妹指南」的共同主持人。賈斯汀‧麥洛伊是建議性 podcast 和電視節目「我的兄弟,我的兄弟和我」,以及角色扮演性 podcast 和圖像小說系列「冒險區」的共同創作人,曾兩度獲得美聯社俄亥俄州最佳商業寫作獎,並且是沃克斯傳媒遊戲網站 Polygon 的共同創始人。賈斯汀和席妮一起創造了podcast《怪誕醫學》,以及非 podcast 的兩個女兒查莉和庫珀。

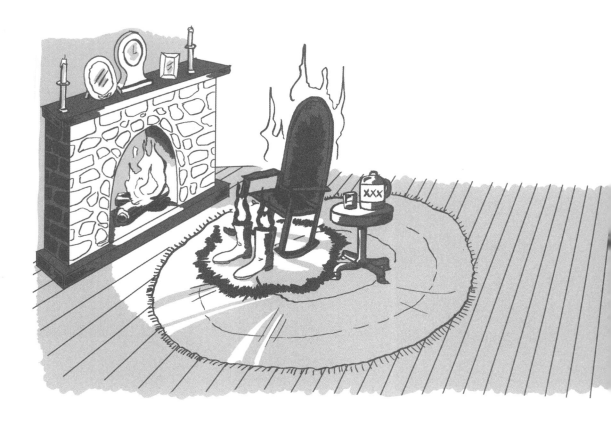

**關於插畫家**

泰勒・史默爾畢業於紐約視覺藝術學院，作品曾出現在《驚奇森林》等漫畫，以及個人系列「不飛的鳥兒」。她同時和席妮及兩人最小妹妹芮莉共同主持「靜止緩衝」，更多作品請見http://teylorsmirl.tumblr.com/。

**關於節目**

「怪誕醫學」是地球上最受歡迎的醫學podcast，自從二〇一三年在最高樂趣網路平臺（Maximum Fun）開播以來，下載數逾四千五百萬次。它在二〇一七年以在podcast推廣科學和理性，贏得獨立調查集團獎。

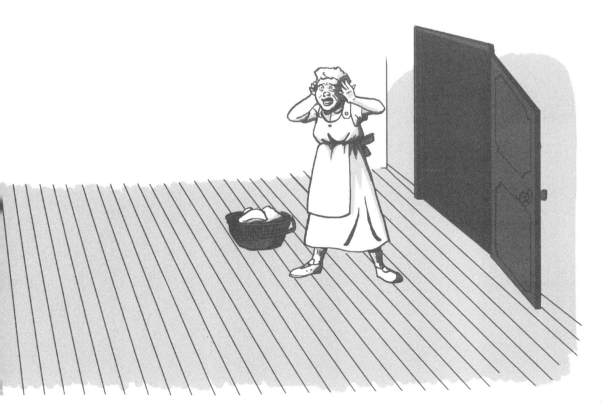

# ❧ 致謝 ❧

賈斯汀首先要感謝爸媽所做的一切，謝謝兄弟崔弗斯和葛里芬相信並鼓勵他的每一步，克利斯・葛蘭特十年前改變了他的人生，以及傑西・索恩協助《怪誕醫學》的誕生。另外，還要感謝我的三年級老師威廉斯，她告訴我，我有能力寫出傑出的作品。希望有朝一日，我可以證明她說得沒錯。

席妮要感謝媽媽在她六個月大時就教她閱讀，爸爸傳給她無與倫比的堅韌個性，妹妹泰勒和芮莉啟發她，而且每個星期一都讓她開懷大笑。沒有爸爸媽媽的支持，我不會相信自己能夠做出這個作品，以及幾乎其他一切。爸爸，謝謝分享你所有話語。

謝謝我們的經紀人裘德・賴希為這本書拚搏許多年（對，許多年！）來找到它合適的歸屬。說到這裡，沒有Weldon Owen才華洋溢的出版團隊，尤其是我們優秀、天才且不會動怒的編輯瑪莉亞・貝爾，你們手中的書就不會存在。

當然，不向疫苗致謝，就不算稱職的謝辭。沒有疫苗的話，我們許多人可能就會死去或重病。感謝疫苗如此安全有效。

親愛的讀者，令人心碎的是，我們共度的時光已接近尾聲。但別害怕，在任何銷售美好podcast的地方，每週都有「怪誕醫學」在等著你，如果你還未加入我們，或許可以過來。我們希望你感到歡樂、受到啟發、獲得教育、有所啟迪、被射入新知及得到防腐處理。小心誇大成效的藥物，去打疫苗，還有一如既往……

## 可別在你的頭上鑽洞！

國家圖書館出版品預行編目資料

怪誕醫學：一段「吃飯不要看」的獵奇黑歷
史！/賈斯汀‧麥洛伊、席妮‧麥洛伊著；陳芙
陽譯. -- 初版. -- 臺北市：平裝本, 2022.03
　　面；　　公分. --（平裝本叢書；第536種）
（FUN；02）
　　譯自：The Sawbones Book: The Horrifying,
Hilarious Road to Modern Medicine

ISBN 978-626-95638-4-5(平裝)

1.CST: 醫學史 2.CST: 通俗作品

410.9　　　　　　　　　　　　111001739

平裝本叢書第536種

FUN 02

怪誕醫學
一段「吃飯不要看」的
獵奇黑歷史！

The Sawbones Book: The Horrifying,
Hilarious Road to Modern Medicine

作　　者—賈斯汀‧麥洛伊、席妮‧麥洛伊
譯　　者—陳芙陽
發 行 人—平雲
出版發行—平裝本出版有限公司
　　　　　臺北市敦化北路120巷50號
　　　　　電話◎02-2716-8888
　　　　　郵撥帳號◎18999606號
　　　　　皇冠出版社(香港)有限公司
　　　　　香港銅鑼灣道180號百樂商業中心
　　　　　19字樓1903室
　　　　　電話◎2529-1778　傳真◎2527-0904

總 編 輯—許婷婷
執行主編—平　靜
責任編輯—張懿祥
美術設計—嚴昱琳
行銷企劃—鄭雅方
著作完成日期—2018年
初版一刷日期—2022年3月

法律顧問—王惠光律師
有著作權‧翻印必究
如有破損或裝訂錯誤，請寄回本社更換
讀者服務傳真專線◎02-27150507
電腦編號◎581002
ISBN◎978-626-95638-4-5
Printed in Taiwan
本書定價◎新台幣450元/港幣150元

●皇冠讀樂網：www.crown.com.tw
●皇冠Facebook：www.facebook.com/crownbook
●皇冠 Instagram：www.instagram.com/crownbook1954/
●小王子的編輯夢：crownbook.pixnet.net/blog